ビタミンE健康法

若々しい細胞を保つために

三石 巌
MITSUISHI Iwao

健康基本知識シリーズ 3

本書は『ビタミンE健康法』（講談社　1976年）の後に出版された『ビタミンEのすべて　三石巌全業績7』（現代書林　1985年）を改訂して出版したものである。改訂にあたっては、阿部皓一氏（日本ビタミン学会功労会員）が原著と現在の科学常識との整合性をチェックした。原著の内容に問題はなかったのでそのままとし、新たに定められた学術用語、科学用語および行政官庁発表の基準値を変更した。また、当社編集部において漢字仮名遣いおよび表現を現代のものに一部変更した。

［変更した用語］
助酵素→補酵素
ビタミンE_1→アルファ‐トコフェロール　ビタミンE_2→ベータ‐トコフェロール
ビタミンE_3→ガンマ‐トコフェロール　ビタミンE_4→デルタ‐トコフェロール
ビタミンE_5→アルファ‐トコトリエノール　ビタミンE_6→ベータ‐トコトリエノール
ビタミンE_7→ガンマ‐トコトリエノール　ビタミンE_8→デルタ‐トコトリエノール
痴呆症→認知症

「ビタミンE健康法」の編集に際して

日本ビタミン学会功労会員　**阿部皓一**

「ビタミンE健康法」の改訂版を出版するに際して、三石巌先生のご令嬢の株式会社メグビーの笹木多恵子社長から、最新の科学と齟齬がないように訂正することを依頼され、旧版の「ビタミンEのすべて」を拝読しました。温故知新の言葉の通り、原著の内容は最新の情報とほぼ一致しており、むしろ、ビタミンEの新しい魅力を再認識した次第です。したがって、当時とは変更になっている学術用語、科学用語のみを変更しました。

ビタミンEは、極性基と非極性基をもつ両親媒性の化合物であり、生体膜にフィットし、13種類のビタミンの中で生体に最も多く存在する脂溶性抗酸化物質です。生体内では抗酸化酵素、ビタミンC、コエンザイムQなどとネットワークを結んでいる要のビタミンです。その基本的な作用は、抗酸化作用、細胞情報伝達作用、生体膜安定化作用であり、さまざまな薬理作用を示し、ヒトでの効果が確認されています。

本書では第1章「生命の謎を解く鍵」、第2章「ビタミンEとその周辺」、第3章「病気とビタミンE」、第4章「メガビタミン主義」と次々に内容が論理的に展開していきます。その展開手法も、三石巌先生の分子栄養学理論に則り、生命現象を分子物理・化学的に科学思考しています。

第1章では、若返り・子作りのビタミンとしてのビタミンEを生命という中で位置づけています。第2章ではビタミンE含有食品とその摂取法、過酸化脂質などを取り上げてビタミンEの基本作用である抗酸化作用を分かり易く説明しています。第3章では、ビタミンEに関連する不調・病気を網羅的に取り上げてビタミンEと不調・病気の関係を明確にしています。第4章で述べられているメガビタミン主義はポーリング博士や三石巌先生らにより提唱され、従来のビタミンの考え方（微量栄養素としてのビタミン）を180度変換した理論ですが、最近になり、再び、注目されています。

私は、47年間、ビタミンEの研究・情報に携わってきましたが、本書と遭遇して、生体内のビタミンEを多面的側面から動的状態で把握することができて感謝いたしております。

本書は時代を超えた優れたビタミンEの入門書であるとともに専門書でもあり、分かりやすく書かれています。栄養学・薬学・医学を志す学生・社会人、医師・看護師・薬剤師・管理栄養士などの健康関連産業の従事者、健康維持を心がける一般消費者など、多くの人に是非、一読して、ビタミンEによる健康維持法を身に着けてほしいと思っています。

阿部皓一
薬学博士、日本ビタミン学会功労会員・功績者 元役職理事、脂溶性ビタミン総合委員会顧問、ビタミンB研究室参与、日本過酸化脂質・抗酸化物質学会幹事、武蔵野大学薬学部SSCI研究所分析センター長、昭和薬科大学学外委員、株式会社メグビー顧問、株式会社SSFK研修センター顧問

目次

3 病気とビタミンE

プロローグ

私がビタミンに惹き付けられたのは、1961年、白内障との診断を受けた時点である。この眼病に自力で対処すべく、私は「目玉の体操」を思いつき、それを実行すると同時に、ビタミンの大量摂取を開始した。前者はアイソメトリックスの原理を眼筋に応用するものであって、その説明は『分子栄養学の健康相談　三石巖全業績6 [注1]』に紹介してある。

この闘病の中で私は、自分がなぜ白内障になったかという問題に取り組んで、後年、三石理論と呼ばれるものの柱の1本となった「カスケードモデル」の着想を得た。これはビタミン必要量の個体差を理解するためのモデルであって、1983年に完成した。そのアウトラインは『分子栄養学序説　三石巖全業績3 [注2]』に記されている。

私の白内障対策は一応成功と見えたが、意外な事情によって有効性を失った。

1973年のことであった。私自身にも鉛中毒の症状が発見され、専門病院に通院せざるを得なくなった。それから数年間にわたって、キレート剤ペニシラミンの静脈注射を130本も打ったのである。

1975年には、鉛中毒によると推察される糖尿病が起きた。鉛やカドミウムを含む煙の排出が始まったのは1946年のことだから、私の糖尿病も根が深いわけだ。白内障の悪化も、糖尿病が原因と分かった。

私のビタミンの大量摂取は、CとB1とB2の3種から始まった。そこにまもなくEが加わった。ビタミンEとの付き合いは20年ほどになるわけだ。1974年2月、私は東京タイムズに、「ビタミン大量投与の是非をめぐって」という小論文を連載した。それがきっかけとなって、私はビタミンEに関する講演を頼まれるようになった。この小論文は、『科学との出会いをもとめて　三石巌全業績 1』に収められている。現在私は、健康管理をテーマとする講演を海外にまで広げているが、その発端はといえば、この小論文なのだ。

この時期に私は健康管理に関する本を何冊も書いたが、その第一作『人間への挑戦』の中に、体質論を発表した。1972年のことである。この体質論を分子生物学によって仕上げたものが、いわゆる三石理論の第一の柱となった「パーフェクトコーディング理論」である。これも、前記『分子栄養学序説〔注2〕』に収められている。

三石理論の第三の柱である「ビタミン・ミネラルの位置付け」を完成することによって、私の分子栄養学も一応の完成を見ることができた。私は自分自身の健康をこれによって管理している。インシュリンの注射はしてもカロリー制限をせずにいられるのは、分子栄養学のおかげ、と私は思っている。

有機化合物の反応論で1981年度ノーベル化学賞に輝いた福井謙一先生の門下で、当時、国立がんセンター研究所生物物理部長の職にあった永田親義先生は、『分子栄養学序説』を読まれて、これが市民権を得るのは、10年20年先であろうと評された。私の栄養学が従来の古典栄養学より進んだものであることを私は確信している。ビタミンEについての私のアプローチは分子栄養学からのものであって、ありきたりのものではないのである。

本書は、講談社から出版された『ビタミンE健康法』、『奇跡のビタミンE健康法』に不満の点があまりにも多いことから、これらのエッセンスを取って、それに加筆したものである。その根底に流れているのは私の分子栄養学なのだ。

三石　巌

＊本プロローグは『ビタミンEのすべて　三石巌全業績7』（現代書林1985年）のものをそのまま記載した。

[注1]『分子栄養学の健康相談　三石巌全業績6』は、現在、絶版であるが、此処に記載されている「目玉の体操」については、『健康自主管理システム③　老化と活性酸素』にも記述がある。

[注2]『分子栄養学序説　三石巌全業績3』は、現在、絶版であるが、此処に記載されている「カスケードモデル」「パーフェクトコーディング理論」については、『健康自主管理システム①　分子栄養学のすすめ』にも記述がある。

1　生命の謎を解く鍵

生命とは何か

我々は、広大な宇宙の一角に生を受けた存在である。生命とは、いったい何なのだろうか。我々は、生命の終わりに死があることを心得ている。生命に、死が約束されていることは確かである。とするならば、生命とは何かという問題は、死とは何かという問題に通じていると言って良いだろう。ここにきて、『修証義』(曹洞宗の開祖・道元の著作)という経文の冒頭に、「生を明らめ死を明らめるはこれ一大事の因縁なり」とか何とか書いてあるのを思い起こす。

生と死とは、物体の表と裏との関係に似ている。生のあるところに死があり、死のあるところに生がある。だが、生を願うことはあっても、死を願うことは正常人にはあり得ない。生と死とは対立物であり、正反対である。毛沢東は『矛盾論』の中で、「矛盾は発展の契機である」というようなことを言っている。生命現象を一つの発展の姿とするならば、我々は、生と死とのかもしだす矛盾の中に発展を見ていることになる。

話は急転直下するようになるが、その発展において、物質がいかに寄与するか、が本書での問題である。

生の実体

パスカルは、人間のことを「考える葦」とした。考える葦は、生について、死について考える。パスカルよりはるかに古い修証義にも、それはあった。そして考える葦は、生命の炎を一刻でも長く保つことを願うのである。

20世紀初頭まで、その願いは、手をこまねいたままの願いであった。しかし、科学の発達につれて、その願いは、具体的な方法論に裏付けされるようになってきた。そのことは、今世紀になってからの大幅な平均寿命の延長に、端的に表れている。抗生物質の発見は、平均寿命を20年延ばしたという。ビタミン中心の栄養条件の改善によって、活動的年齢が30年延ばせると説く人がいる。科学の発達・恩恵は、万人にとって無視できないところまできた。

レーニンは「純粋なAというものはなく、Aは必ず非Aを含む」と言っている。レーニン流に見れば、生は死を含むことになるが、この考え方にはおもしろいところがある。我々の体内では、平均して一日に10億個の細胞が死んでいく。我々は、細胞の死を抱えて生きているわけだ。無論、死んだ細胞の後釜作りも、四六時中行われている。ただ、25歳を過ぎるころから、死んでいく細胞の数は新生する細胞の数より多くなる。そこに一つの大きな問題がある。

そこで我々は、細胞の死を回避したくもなり、細胞の新生を旺盛にしたくもある。このようにして寿命を延ばし、かつ、生の価値を高めたいと願う。それは、単なる願望の問題ではなく、科学の問題である。

死について

生と死が対立物であるとするなら、生のみを語り、死を語らないのは片手落ちというものだろう。レーニン流からすれば、生は死の中にもなければなるまい。

生命は今、地球上にある。しかし、生命は地球の誕生時には存在しなかった。そこには、死の世界があった。生はその死の中から発生したのである。死の世界にも生は含まれていたのであった。

我々は死んだ牛や豚や鳥や魚を食べる。その肉のタンパク質は死んでいる。活性を失っている。そのタンパク質は、我々の消化管に入ればアミノ酸にまで分解し、やがてそれが体タンパクに再構成される。言うまでもなく、体タンパクは生きている。生物活性を持っている。そこで起きている現象は、生命の誕生と同じであって、死から生への動きである。

我々の体を作るタンパク質は、いわゆる「代謝回転」によって分解し、二酸化炭素・水・尿素など、生物活性を持たない物質になって、体外に捨てられる。それは、死に帰するのである。これらの死物は、やがては植物体に吸収され、生物活性を持つ物質に変化する。それは復活するのである。

このように分子レベルで世界を見る時、生と死とは紙一重であって、見事な「輪廻」がそこに成立していることを知るのである。

同化と異化

ここでは、生物活性を持たないタンパク質がアミノ酸になり、それが生物活性を持つタンパク質に変貌することを述べた。また、体タンパクが分解して、二酸化炭素・水・尿素などに変貌することを述べた。この第一の過程を「同化」といい、第二の過程を「異化」という。同化とは、生体と同じものに化する過程であり、異化とは、生体と異なるものに化する過程である。

我々は、食物や飲料を口に入れる。意識するかしないかは別として、これは、体を作り運営するためのものであって、それ以外のものではないと言っても過言ではない。

我々は、一日として排出物を出さずにいられない。その排出物は、細菌を無視すれば、生物活性を持たない異化の産物である。

同化と異化とによる物質の変化は、生命の実体である。同化を生と見れば、異化は死である。生命のあるところには、必ず同化と異化とが共存する。

同化も異化も物質の変化であり、化学変化である。生体は一大化学装置だといって良い。我々の知る化学装置は、高温・高圧などの特別な条件下にあるのが普通である。ところが、生体化学装置は、常温・常圧で働くから不思議である。生体内の化学反応を特に「代謝」という。

生命のオーケストラ

オーケストラは、多くの弦楽器、多くの管楽器、多くの打楽器で編成されていて、どんな曲でも演奏することができる。そしてそこには、一人の指揮者がいる。

我々は、足を使って歩き、走り、跳躍する。手を使って、物を持ち上げ、道具を握り、小石をはじく。また、頭を使って考え、感じ、言葉を操る。このような活動を、オーケストラの演奏に例えてみたい。

だが、足のすることと、頭のすることと、手のすることとは、無関係であることができるということは、全身を一つのオーケストラに例えることが適当でないことである。

人間の体は細胞の集合体である。その一つひとつは生きている。生命活動を営んでいる。従って、一つの細胞が一つの楽団でなければならない。

25歳ぐらいまでの若者の体細胞の数は60兆といわれる。そこには、60兆の楽団があるわけだ。この多数の楽団の奏でる曲目は、同一であるはずがない。網膜の楽団は、感光色素を作るために「ロドプシン交響曲」を演奏するであろう。脳下垂体のある楽団は、副腎皮質刺激ホルモンを作るために「ＡＣＴＨ交響曲」を演奏するであろう。ロドプシンは感光色素「視紅」を指し、ＡＣＴＨは副腎皮質刺激ホルモンを指している。

ロドプシン交響曲を演奏する細胞の隣の細胞も、おそらく同じ曲目を演奏するであろうし、ＡＣＴＨ交響曲を演奏する細胞の隣の細胞もおそらく同じ曲目を演奏するであろう。

膵臓にはランゲルハンス島という名の、直径約０・２ミリメートルほどの小さな斑点が、約２００万個ある。ここにはアルファ細胞、ベータ細胞の二つの楽団がある。前者はグルカゴン交響曲を演奏し、後者はインシュリン交響曲を演奏する。この場合には、隣接しない楽団が呼応して曲目を同じくすることになる。なお、「インシュリン」は血糖値を下げるホルモンである。また「グルカゴン」は、インシュリンの作用と逆に、血糖値を上げる作用のホルモンである。

このように、全身の細胞がそれぞれに楽団となって、担当の曲目を演奏するわけで、指揮者の数は、楽団の数だけある。その指揮者は、自分の演奏する曲目を一つしか持っていない。ばかの一つ覚えといって良いだろう。演奏する曲目が変われば、指揮者は交代しなければならない。

こういうわけで、細胞交響楽団の指揮者は大変な数になる。おそらくその数は数万人にのぼるだろう。しかもその指揮者の全員を、すべての細胞が抱え込んでいるのだから、無駄のようでもあり、贅沢のようでもある。しかし、我々1個の人間の基になった1個の卵細胞は、当然、全指揮者を抱えていなくてはなるまい。一人前になった体の60兆の細胞が、卵細胞のスタイルを保っているということだ。

受精卵は両親の合作である。従って、そこに抱え込まれた指揮者は親譲りでなくてはならない。そこであらためて、この例え話の指揮者が、「遺伝子」であることに、読者諸君は気付かれたであろう。生体のオーケストラでは、楽団の抱え込んでいる指揮者の大部分は休眠していることになる。肝臓の楽団では、腎臓の曲目の指揮者も、胃の指揮者も、皮膚の指揮者も、いわば失業に甘んじているわけだ。

指揮者はともかく、団員は酷使されるとみえて、驚くほど短命である。ひどいものは1週間くらい、長いものでも1年程度で死んでしまう。従って、どの楽団も、団員募集に大わらわになる。血液の運んでくる人材を採用して、一人前の演奏家に仕立てる必要がある。

ここでの人材は、食物に期待する栄養物質以外のものでないことは、言うまでもあるまい。栄養物質の量と質とが、ここで問われることになる。栄養物質が不十分であれば、楽団のフルメンバーの演奏ができないことになる。

我々は自分の体調を気にして、それが最高であることをひたすら願う。その状態は、全楽団がフルメンバーで、受け持ちの曲目を精一杯に演奏することを願うのに等しい。その願いに答えるためには、栄養物質の補給に抜かりがあってはならないことになる。

ところで、生命のオーケストラは、全楽団が四、六時中ひっきりなしに演奏するというものではない。インシュリン交響曲は、血糖値が高い時にのみ演奏される。グルカゴン交響曲は、血糖値が一定の値を割った時にのみ演奏される。

このように、生命のオーケストラは、いわば一糸乱れぬ統制の下になければならないのだが、これを攪乱する勢力の一つはストレスである。ストレスがあると、副腎髄質のある楽団は、アドレナリン交響曲を強める。そして、副腎皮質のある楽団は、コーチゾン交響曲を強める。高濃度のアドレナリンが胃に流れていくと、そこの血管が収縮する。高濃度のコーチゾンが胃に流れていくと、胃腺の活動に異変が起こる。このような異変は胃だけに止まりはしない。

胃の内壁は粘膜でできており、そこに胃腺が一面に分布している。その胃腺には、主細胞・副細胞・壁細胞の3種の細胞があって、主細胞の楽団はペプシン交響曲を、副細胞の楽団はコンドロイチン硫酸交響曲を、壁細胞は塩酸交響曲の演奏を受け持っている。今、ここにコーチゾンの曲が流れてくると、副細胞の楽団はすっかり鳴りを潜め、その代わりに、壁細胞の楽団がフォルテになる。コンドロイチン硫酸は粘質多糖体の仲間であって、粘膜を粘膜たらしめている物質であるが、これが欠乏すると、胃壁が角質化する。そこにもってきて、塩酸が強烈な働きを現すのだから、5分、10分というような短時間のうちに、胃壁に孔の開くことがある。こうなれば、血管が破れ、そこから出血する。この状態は「胃潰瘍」ということになる。生命のオーケストラでは、全楽団の演奏のバランスが重要である。統制が取れなくなってバランスが破れれば、それは病気にほかならない。

すでにお気付きのことであろうが、生命のオーケストラの例え話で、演奏といったものは「代謝」を指している。我々の体内には、おそらく、数万の代謝があるであろう。それが、常温・常圧で起きていることは、生命の奇跡といって良い。

生命の指揮者

生命のオーケストラには、指揮者と団員とがいる。ここでいう指揮者と団員とは、いずれも分子である。指揮者と楽器の奏者とは役割が違う。従って、生体を構成する分子には大きく分けて、役割を異にする2種のものがあることになる。

すでに、オーケストラの指揮者は「遺伝子」としての性格を与えられた。遺伝子は髪の毛の製法から、インシュリンの製法に至るまで、すべての情報を持っていなければならない。そこで、生体は遺伝情報を持っていて、それを持たない分子を、駒のように動かす仕組みになっていることが分かる。口から取り入れる栄養物質の分子は、人間の遺伝情報など持っているはずがなく、遺伝子の指令によって動けば良いのである。

ところで、遺伝子の一つひとつは独立の分子ではなく、いくつかの遺伝子がつながって、一つの分子の形を取る。この分子を「ＤＮＡ（デオキシリボ核酸）」という、また、ＤＮＡ分子を基盤とする生物学を「分子生物学」という。

生命は１本のロウソク

人体は全面的にＤＮＡ分子の支配するところであるが、光学顕微鏡には細胞までしか見えない。従ってそれは、細胞の行動、細胞の現象として説明できるものが多い。

病気も老化も細胞レベルの問題である。そして、その細胞がＤＮＡ分子の支配下にあると考えて良い。ＤＮＡを差し置いて生命を語り健康を語るのは、すでに時代遅れなのだ。

ソビエトの医学者ノビコフは、生命をロウソクの炎に例えた。

炎は一定の形を取っているが、そこで燃える炭化水素ガスは、ロウが次々と溶けて作ったものである。ある瞬間に燃えている炭化水素分子は、次の瞬間には水分子と二酸化炭素分子となり、炎は消える。炎は常にそこにあるが、その内容は常に新しい。それこそが生命の姿だというのである。

ロウソクが炎に供給するロウは、生物にとっては食物に当たる。もし、ロウソクの炎に、頭から水や土などを投げ込めば、炎は乱れざるを得ない。食物の質は生命の炎を左右するのだ。

炎の中の出来事は化学反応である。その化学反応がスムーズに行われない時、炎は乱れる。人体の内部の出来事もまた化学反応である。これがスムーズに行われない時、炎は乱れ、くしゃみが出たり、目眩がしたり、手が痺れたりする。ひどければ病気にもなる。

ロウソクの炎では、炎を作る化学反応と、炎を消す化学反応とがあって、そのバランスが保たれる時、炎は安定して一定の形を取る。炭化水素が分解して炭素粒子を遊離する反応は炎を作るものであり、炭素粒子が燃えて二酸化炭素になる反応は炎を消すものである。

人体の場合もこれに似ている。細胞の新生は同化に属し、細胞の崩壊は異化に属する。

成人では、同化と異化とのバランスが取れている状態が正常である。発育中の子どもでは、同化が異化に勝り、老人では、異化が同化に勝る。同化も異化も、DNAの指令に従って展開されるのが原則である。

図① 生命の炎

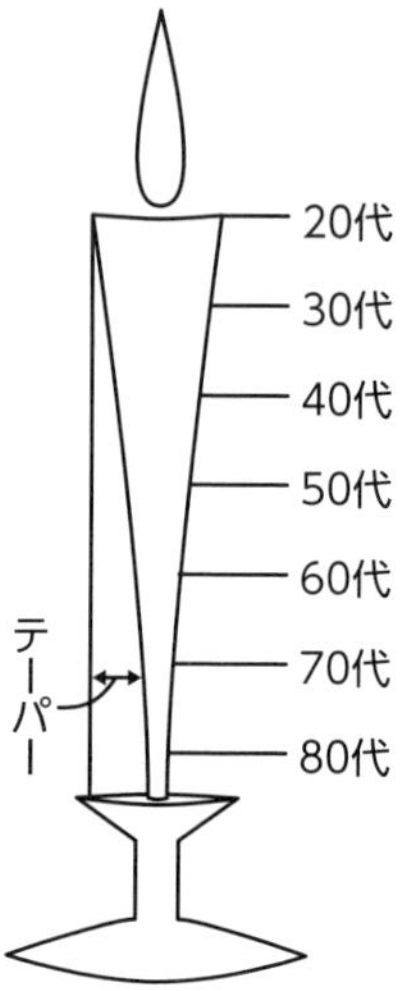

生体内の触媒―酵素

俗に、糖質は体内で燃えてエネルギーになるといわれる。我々が糖質を燃やしてエネルギーを取り出そうとする時、火を起こさなければならない。これは、アルコールを燃やす時、火を点けるのと同様である。いずれにしても、点火には相当な高温が要求される。生体内ではそのような高温が絶対に許されないところに、生体特有の問題が起きる。

白金カイロというカイロがある。これはガソリンを比較的低温で燃やす装置といって良い。ガソリンは低温で酸化燃焼するわけだ。これを可能にしているのは、プラチナブラックと呼ばれる白金の粉末のおかげである。この粉末の介在によって、低温燃焼が可能になるのである。

この時の白金の役割を「触媒作用」という。

人体の代謝のすべてが、37度前後の低温で営まれるのは、触媒のおかげである。ただし、生体の作る触媒は、触媒と呼ばすに「酵素」と呼ぶことになっている。

アルコールランプは、マッチの火で高温を作れば、間違いなく灯る。しかし、白金カイロは、そのように百発百中ではなく、プラチナブラックの調子いかんで、しばしば我々を手こずらせる。触媒の状態は、微妙に化学反応を左右するということである。

我々の体内の代謝もこれと同様、酵素の状態によって、容易に渋滞する。

それなら、酵素剤の服用を考えたいという人もあろうが、そのような短絡思考は困る。DNAがちゃんとしている限り、酵素は、必要な時に必要なだけ作られるわけだから、我々は、酵素の材料補給にミスがなければよしということになる。

酵素が働きかける対象物を「基質」という。一般に代謝とは、基質が酵素によって目的物に変化する過程を意味している。それの実現のためには、酵素のタンパク部分と基質との結合が必要条件の第一である。補酵素はそこに登場して、その酵素タンパクすなわち主酵素との結合を果たして代謝を進行させるけれど、この役割を務めるものが補酵素であるとは限らない。すなわち、基質と結合することによって、酵素反応を実現する形の媒介物もある。基質にある物質が結合し、酵素タンパクに補酵素が結合して、初めて酵素反応が起こる場合もあり得るだろう。それらを総括して、基質と酵素タンパク以外の物質で酵素反応の実現を媒介する物質を指して、本書では補酵素ということにしたい。補酵素の意味が拡張されたことになる。そこで、補酵素なるものが、代謝にとって極めて重要なものだといえるわけだ。

多くの補酵素の実体は、ビタミンである。

ビタミンEの位置付け

ビタミンEは近年にわかに脚光を浴びるようになった。それが、「若返りのビタミン」と呼ばれたこともその原因の一つであろう。若返りの条件として私が思いつくのは、全身の細胞の死亡率の低下と、性ホルモンの増産との二つである。そして、この両者にビタミンEが役割を持つのが強みといって良い。ビタミンEは、細胞を死に追いやる原因に対して抑制的に働くのである。後者においてビタミンEは、本書で定めたような広い意味の補酵素として働く。文字通りの若返りは至難の業であろうが、前述の生命のロウソクのテーパーを小さくする作用をビタミンEが持っていることに、疑問の余地はない。

ビタミン一般の役割は、本書でいう補酵素作用である。ビタミンEでは、それ以外に細胞の傷害を救う作用があるわけだ。このように二つの作用を持つビタミン（ビタミン様物質）としては、ビタミンEの他に、ビタミンC、ビタミンB_2、コエンザイムQ10がある。

補酵素作用は、主酵素があって初めて実現する。主酵素がタンパク質であることからすれば、補酵素が役割を果たすためには十分なタンパク質がなければならない、という論理になる。低タンパク食では、せっかくのビタミンも働き場がなくなる恐れがある。これは、すべてのビタミンについて言えることであって、食生活を考える上で見逃すことができない。

2　ビタミンEとその周辺

ビタミンEを含む食品

一般論で言えば、ビタミンEを大量に含むものは植物の種子である。米も、麦も、大豆も、ピーナッツも、ゴマも、これを含んでいるわけだ。ただし、米や麦のビタミンEは胚芽の部分にしかないから、精白するとゼロになる。

ビタミンEは、植物の種子に多いとはいえ、他の部分にも多少は含まれている。パセリやレタスなどの葉がその例である。ただし、葉に含まれるビタミンEの量は、枯れて黄変したものに多い。ビタミンEは、バターや卵など動物性食品にも含まれているが、これは飼料の植物からきたものである。

38ページの表①で分かる通りビタミンEは広い範囲の食品に含まれている。これを格段に多く含むものは小麦胚芽油であるが、これは我々の食習慣からは遠い存在である。

小麦胚芽が5パーセントの脂肪を含むとすると、1キログラムの小麦胚芽を食べれば50グラムの小麦胚芽油が摂れる。それが0・2パーセントのビタミンEを含むとすると、0・1グラム、すなわち100ミリグラムのビタミンEが摂れることになる。逆に言えば、100ミリグラムのビタミンEが欲しい人は1キログラムの小麦胚芽が必要になる。もしこれを小麦そのものから摂ろうとすれば、実に42キログラムという莫大な量になる。

ところでここに大問題がある。植物油を精製すれば、ビタミンEなど脂肪に溶けていた脂肪以外の物質のすべてが、カスとして除去されてしまうということだ。従ってここに記したことは、粗製品についての話ということになる。植物油のカスは、後述するビタミンE半合成品の原料になるのである。

植物油の問題点

ビタミンEの含有量を38ページの表①で見ると、植物油が目立つ。要するに、ビタミンEが欲しければ粗製植物油に手を出せ、ということになる。ところが、植物油は、過酸化脂質の基になる不飽和脂肪酸を主要な成分としている。従って、ビタミンEと不飽和脂肪酸の量の比が重要な意味を持ってくる。

ビタミンEと不飽和脂肪酸との量の比を表②によって見ると、小麦胚芽油が断然他を引き離している。従って、上位のものを選ぶのが良いとすると、オリーブ油も大豆油も不合格ということになる。

学者によれば、この比が0・6以下はまずいということになっている。米糠油を合格とすると、ビタミンEの給源と見ることのできる植物油が少なくないことを知るのである。

表① 食品に含まれるビタミンE含有量（mg）可食部100g当たり

食品名	E			
	トコフェロール			
	α（アルファ）	β（ベータ）	γ（ガンマ）	δ（デルタ）
小麦胚芽油	244	93.1	0	0
綿実油	28.3	0.3	27.1	0.4
米ぬか油	25.5	1.5	3.4	0.4
大豆油	10.4	2.0	80.9	20.8
落花生油	6.0	0.3	5.4	0.5
サフラワー油	27.1	0.6	2.3	0.3
オリーブ油	7.4	0.2	1.2	0.1
ごま油	0.4	Tr※	43.7	0.7
とうもろこし油	17.1	0.3	70.3	3.4
キャベツ（生）	0.1	0	0	0
さやえんどう（生）	0.7	0	0.2	0
サツマイモ	1.5	Tr	Tr	0
バター	1.5	0	0.1	0
ラード	0.3	Tr	0.1	Tr
卵	1.0	Tr	0.6	Tr
ほうれんそう	2.1	0	0.2	0
プロセスチーズ	1.1	0	0	0
レタス	0.3	0	0.2	0

※Tr　Trace（トレース）の略。微量　　「七訂　食品成分表2018」による

表② ビタミンEと不飽和脂肪酸の比

油の種類	不飽和脂肪酸を1とした場合のE含有量
小麦胚芽油	2.60
綿実油	0.82
マーガリン	0.77
種油	0.73
ピーナッツ油	0.62
米糠油	0.59
ヤシ油	0.50
オリーブ油	0.43
バター	0.32
トウモロコシ油	0.24
ダイズ油	0.23
ラード	0.18

ビタミンEの種類

ビタミンEの化学名は「トコフェロール」である。これは「出産の力を与えるアルコール」という意味でエバンスが付けた名前だ。

ビタミンE、すなわちトコフェロールは、すでに見た通り、自然界に広く存在している。しかしそれは、同一の物質ではない。トコフェロールといっても、いろいろな化学式のものがある。分子を作る原子の数や結合の仕方の違うものが、自然界に多数発見された。それらを化学的性質の共通性の故に、トコフェロールと総称したわけである。

天然のトコフェロールは、化学構造式の違いによって、アルファ・ベータ・ガンマ・デルタの4種類に分けられ、側鎖二重結合の三つ入ったトコトリエノールも4種類知られている。小麦胚芽のそれは、アルファ - トコフェロール、米糠のビタミンEはガンマ - トコトリエノールという按配《あんばい》だ。

これら区別されたビタミンEを主として含む食品の名は、40ページの表③に記しておく。ただし、これは主要なものを示す数字であって、実際はこれ以外に、他の形のビタミンEが、多かれ少なかれ含まれている。

ビタミンEには、主として八つの同族体があることを述べたが、最も汎用され生物活性の一番高いアルファ - トコフェロールを代表してビタミンEとする場合が多い。本書でも特に断らない限り、ビタミンEはアルファ－トコフェロールを指すこととする。
図②を見るとその構造式の左端に2個の六員環がある。それをクロマン環という。ビタミンEの抗酸化作用は、クロマン環に付いた水酸基（OH）からくる。次に出てくる酢酸やコハク酸などは、この水酸基に付く。

表③　各種ビタミンの供給源

Eの種類	含む食品
アルファ－トコフェロール	小麦胚芽、大豆
ベータ－トコフェロール	小麦胚芽、大豆
ガンマ－トコフェロール	トウモロコシ、大豆
デルタ－トコフェロール	大豆
アルファ－トコトリエノール	パーム
ベータ－トコトリエノール	小麦胚芽
ガンマ－トコトリエノール	米胚芽、パーム
デルタ－トコトリエノール	アナトー

図②　ビタミンEの構造式

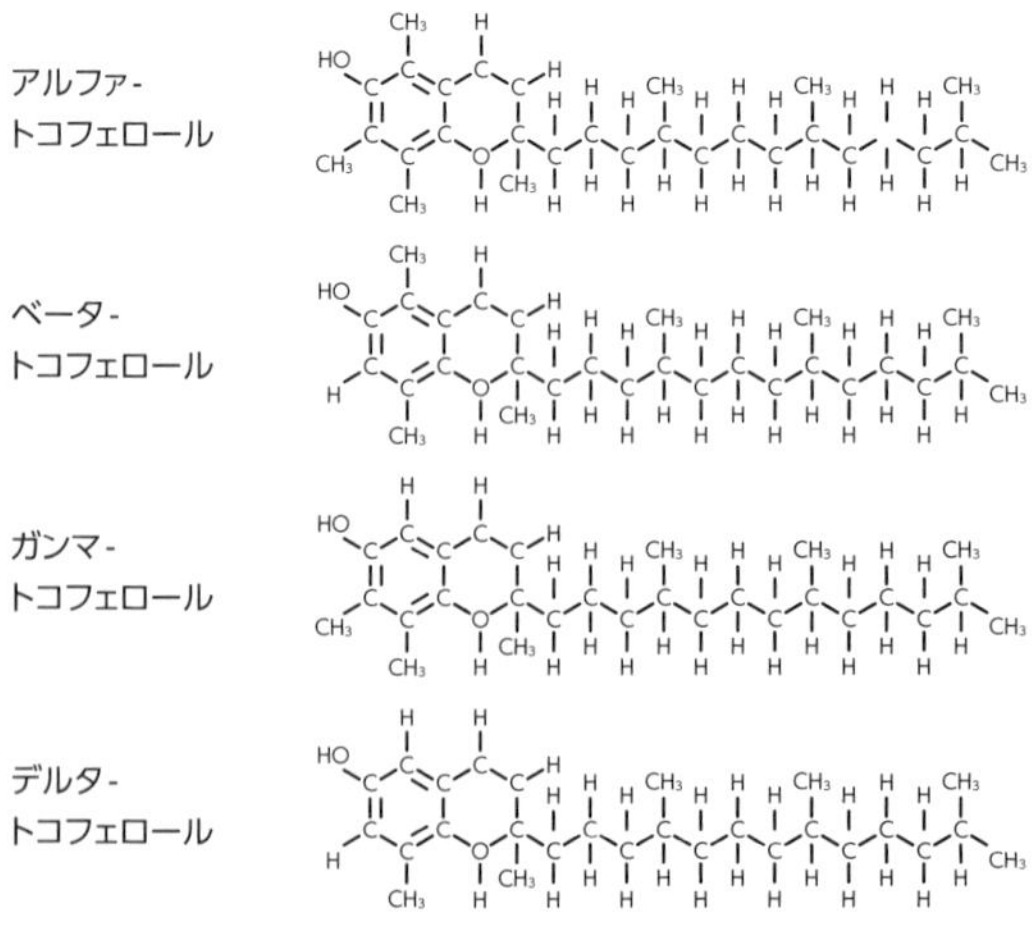

C：炭素　H：水素　O：酸素

カプセルの中身

　ここに、ビタミンＥ１００ミリグラム入りのカプセルがあったとしよう。これが１００パーセントの天然ビタミンＥであるなら、生物活性は１４９ＩＵ（国際単位）なのだが、ビタミンＥが50パーセントの場合、生物活性は80ＩＵにも達しないことになる。

　このような事情があるので、ビタミンＥのミリグラム表示からその生物活性を評価することは、不可能に近い。

　一般にトコフェロールは、日光と酵素の存在の下では酸化しやすい。これがもし酸化すると、赤い色の「トコフェロール・レッド」に変化し、ビタミンＥとしての働きを失ってしまう。この物質の化学名は、「トコフェリール・オルトキノン」である。

　こういうわけで、トコフェロールは不安定な物質なので、医薬品の場合は、酢酸・コハク酸・ニコチン酸などを付加して安定させた形のものとする。このように、酸を付加されて中和したエステル型ビタミンＥは、主として腸管のエステラーゼによって加水分解されて初めてビタミンＥとしての働きを表すことになる。この時遊離した酸は、どれもが生理的物質であるから、何も障害を起こしはしない。酢酸は脂肪酸の原料となり、コハク酸はエネルギー発生を促進し、ニコチン酸はビタミンＢ群の一つとしての役割を果たす。酢酸は最も簡単な脂肪酸である。

天然型ビタミンE

酢酸トコフェロールについては、見逃せない問題がある。それは、ベータ体、ガンマ体などをアルファ体に転換させる「メチレーション」という名の化学反応を行うと、必然的にアルファ-トコフェロールの酢酸エステルができるという事実のあることである。これを天然型ビタミンEという。また、「半合成品」ともいう。アルファ-トコフェロールと称する商品が、ベータやガンマを原料とした半合成品である確率は低くない。

これらに目をつぶるとしても、単独のトコフェロールが不安定であるのに、酢酸トコフェロールなどは安定であることから、若干の問題が出てくる余地はありそうだ。不安定ということは活性の高いことを意味し、安定ということは活性の低いことを意味するからである。ということは、遊離のトコフェロールは、酢酸トコフェロールに比較して生物活性が高いということだ。例えば、マッサージに際して患部に塗ってみると、ビタミンEのエステル体ではほとんど効果がないけれど、トコフェロールならば、意外に思われるほど顕著な効果が表れる。

ミンクの養殖では、毛色を美しくする目的でアルファ-トコフェロールを飲ませる。この時最大の効果を上げるものは、次に述べる蒸留法による天然品であって、半合成品や合成品だと効果が落ちるという。

酢酸トコフェロールやコハク酸トコフェロールは酸化してトコフェロール・レッドに変化することがないが、遊離のトコフェロールはそれがあるので、赤味を帯びることがある。トコフェロールはカプセルに詰めてしまえば酸化しないが、詰めるまでの工程で酸化することがないではない。これはカプセルの外から見ても、少し赤く見える。無論、酸化すれば、その度合いに応じて、ビタミンＥの力価（単位）は下がる。

表④　各種ビタミンＥの力価

ビタミンＥの種類	1mg の力価
ＤＬ酢酸ビタミンＥ	1
ＤＬビタミンＥ	1.1
Ｄ酢酸ビタミンＥ	1.36
ＤビタミンＥ	1.49
Ｄコハク酸ビタミンＥ	1.21

ビタミンEの抽出法

小麦胚芽や大豆、トウモロコシなどから油を抽出する方法はいろいろある。最も収量の多いのは「溶剤抽出法」であって、ヘキサンがよく使われる。溶剤は後から加熱して蒸発させてしまう。次に収量が多いのは、高温の水蒸気を通して、油を分離させる方法である。品質は良くても収量の少ない方法として、「冷圧法」がある。これは、ほとんど熱を加えることなく、圧力を加えて油を絞る方法であって、この抽出法が最も好ましいとされている。

小麦胚芽油や大豆油などから、ビタミンEを抽出するには、「分子蒸留法」が用いられる。これは高度の真空中にビタミンEを含む油を入れ、熱を加えることなしに蒸発させ、これを低温面で凝結させて捕える方法である。一般に蒸気または気体の分子は自由に運動し、他の分子に衝突すれば跳ね返る。この衝突するまでに飛ぶ距離を「自由行程」という。自由行程はその分子の重さ（分子量）と温度とで決まる。従って、ビタミンE分子の自由行程は計算可能である。分子蒸留法による分別蒸留では、自由行程に着目する。

小麦胚芽油から、分子蒸留法によってビタミンEを抽出するのには、まず、水銀柱1万分の1ミリメートル以下の真空の器に原料の油を入れる。すると、ビタミンEが蒸発を始めるが、蒸発面のすぐ上に、ビタミンE分子の自由行程以下の距離に冷却面が置かれている。そこでビタミンE分子は、他の分子に衝突することなく、そこで冷却されて捕まってしまう。

これを集めればビタミンEが取れる。ということだが、収率はごく低い。

天然ビタミンEと呼ばれる商品は、この抽出ビタミンEをそのまま植物油に溶かしたものであったり、あるいは、天然ベータ - トコフェロール、ガンマ - トコフェロールなどをメチレーションによってアルファ - トコフェロールに転化させたものであったり、である。天然といっておいて、それに合成アルファ - トコフェロールエステル型を添加したものも見受けられる。

D型とL型

ビタミンE分子には、化学式が同じであって光学的な性質の違う2種のものがある。これは、「光学異性」と呼ばれる。D型は右旋型、L型は左旋型と訳されている。

光学異性とは、次のようなものを指している。もともと、光は波であり「横波」であり、光の波動がその進行方向に直角、ということである。光の振動面は進行方向に直角になっている。普通の光では、この振動面は無数にあって、光は横のあらゆる方向に振動している。ところが、この振動面を一つに限定することができる。これは、自然にもできるが、人為的にもできる。

このように、振動面を一つに限定された光を「偏光」というが、原則として偏光の振動面は、上下のものは上下のまま、左右のものは左右のまま、媒質の中を進む。ところが光学異性体の中を通過すると、振動面が右に回ったり左に回ったりする。右に回るものを「右旋性」といい、左に回るものを「左旋性」という。右旋性をD型（デクストロ）、左旋性をL型（レッホ）とする。これらの言葉はラテン語である。そして自然界にあるビタミンEはD型である。それがビタミンEならば、D‐アルファ‐トコフェロールということになる。酢酸ビタミンEならば、D‐アルファ‐トコフェロール・アセテートとなる。

一方、ビタミンEは合成でも作れる。ところがそれは、D型の他に等量のL型を含んでいる。従って、アルファ‐トコフェロールはDL‐アルファ‐トコフェロールと呼ばれる。商品に付いている表示に、DL‐トコフェロールとあれば合成品と判断して良い。

DとLの代謝の違い

体内の化学反応には、不飽和脂肪酸の自動酸化のようなものもあるが、これは代謝に含まれない。不飽和脂肪酸の自動酸化は試験管の中でも起こすことができ、生体特有のものではないからだ。

ビタミンEには抗酸化作用があって、不飽和脂肪酸の自動酸化を抑制する。この場面で、ビタミンEは、代謝に介入しているわけではない。

一方、ビタミンEは「妊娠ビタミン」といわれている。これはビタミンEが、妊娠・出産時の酸化ストレスを防ぎ、胎盤形成を助けるためである。

そこで、D‐トコフェロール、DL‐トコフェロールとでは差があるか、という問題が出てくる。これに参考になる具体例を再紹介しておく。

DL体とD体では肝臓から血中への再分泌の過程で、代謝に差が生じてD体がDL体に比べて約2倍の差があるといわれている。

ビタミンEの抗酸化作用は、代謝に関わるものではないから、その分子の立体構造が厳しく問われはしない。従って、この作用を期待する限りにおいて、天然品と合成品とは区別を要しないだろう。

ビタミンE推奨値の量と質

ビタミンE所要量についてのアメリカ食品薬品局FDAの公式見解は、1968年に提示されている。そこでは成人の一日量を30国際単位（アルファ‐トコフェロールとして20㎎）とした。ところが、これだけのビタミンEを食事の中で摂ることが困難であるという考え方もあって、1974年には、これが15国際単位（アルファ‐トコフェロールとして10㎎）ということに改められた。ただし、不飽和脂肪酸の摂取が多い時には増量すべし、という条件付きである。アメリカの平均的食生活では、約22国際単位の量が摂れるという。現在では、アルファ－トコフェロールとして一日量が15mgとなっている。我が国では、ビタミンEの推奨量は7・5mgである。

表⑤　ビタミンE一日摂取量勧奨値

分類	年齢（歳）	所要量（国際単位）
乳児	0～1	5
幼児	1～6	10
児童	6～10	15
少年少女	10～14	20
男子	14～18	25
男子	18～75	30
女子	14～75	25
妊婦及び授乳者		30

必要量の個体差

不妊で悩むカップルの場合、一日量200単位（アルファ－トコフェロールとして134mg）の投与で、1ヵ月ぐらいで妊娠に成功する例が稀ではない。私の姪の場合、この程度では無効で、一日量を3000単位（アルファ－トコフェロールとして2013mg）に増量して3ヵ月で妊娠した。結婚生活8年間の20代の夫婦にして、このような例が現実にあったのである。ここにも大きな個体差のあることを注意しないわけにはいくまい。

ビタミンの必要量に個体差のあることを見逃してビタミンを論じるのはナンセンス、というのが、私の基本的な態度である。その根拠は、分子レベルで説明することができる。

吸収の問題

ビタミンEは脂溶性ビタミンの一つである。これは脂肪に溶けた状態で、小腸から吸収されるべきものだ。従って、もしそこに脂肪の吸収がスムーズにいかない条件があれば、ビタミンEの吸収は困難になる。これは素朴な考え方だが、現実はもっと厳しい。もともとビタミンEの吸収率は空腹時には驚くほど低いものだ。しかもこれは摂取量が増えると急速に低下する。ほんの少しの摂取量だと吸収率は55パーセント前後までいくが、100ミリグラムともなれば、おそらく10パーセント程度に止まるだろう。市販品には吸収率ゼロのものさえある。一方、吸収率を数倍に高める研究も成功を見ている。

「脂肪吸収不良症」という病気がある。この患者ではビタミンEの吸収がほとんど不可能である。脂肪吸収不良症の原因の一つに、「膵繊維組織炎」がある。これは飲酒からくる。この他、小腸機能低下があるが、それは小児に特有なものといって良い。

天ぷらを食べて下痢をする人がいる。これは脂肪吸収不良症といって良い。脂肪を大量に摂った時、この人の大便は脂肪を含んで緩んでくる。

脂肪吸収不良症の人は、どうしても栄養不良に陥る。その結果、痩せて、貧血して、筋力が弱いことになりがちだ。筋力が弱いのは、筋肉のエネルギー源の一つである「クレアチンリン酸」が、尿中に排出されるからである。クレアチンリン酸の尿中排出はビタミンEの欠乏と、じかに結び付いている。

クレアチンリン酸は、生体のエネルギー源の一つである。これはいわゆる「高エネルギー分子」であって、分解する時にエネルギーを放出する。このエネルギーによって、筋肉は収縮するわけである。

ビタミンEが欠乏すると、クレアチンリン酸が尿中に排出されるという事実は、両者が、筋肉中で結合した状態にあることを想像させる。

小腸内壁にあって吸収作業を行うものは「絨毛」である。絨毛は「杯細胞」と「円柱上皮細胞」とでできている。両者は絨毛基部の分裂組織の幹細胞から生まれた「娘細胞」が分化して、それぞれに固有な機能を持つに至ったものである。

以上の事実から我々は、小腸の機能を正常に保つためには、細胞分裂・細胞分化がスムーズに行われなければならないことを知るのである。細胞分裂のためにはビタミンEが、細胞分化のためにはビタミンAが必要である。ところが、これらのビタミンは脂溶性であるがために、脂肪吸収不良症の人には受け付けられにくいのだ。

事実上は、これらのビタミンは小腸壁を通過した血中に入るより前に、まず、絨毛基部に吸収されるだろう。そうすれば、正常な絨毛ができ、小腸の吸収機能は回復するであろう。

細胞膜はリン脂質でできている。これは分裂組織の細胞、すなわち幹細胞についてもいえることだ。脂溶性の物質は、そのリン脂質の層、リポイド層に染み込んでいく。ビタミンEもビタミンAも、リポイド層を通って幹細胞に染み込むことができるだろう。我々はまず、これに期待すれば良い。

高タンパク食とビタミン

もう一つ考慮しなければならないのは、タンパク質の問題である。

絨毛の杯細胞や円柱上皮細胞の「半交代期」はおそらく1週間以内であろう。ということは、これらの細胞の半数が死んで壊れるまでの寿命は、1週間もないということだ。細胞の主原料がタンパク質であることは、読者諸君もご存じのことであろう。小腸絨毛の代謝回転の速度は、タンパク質の補給を最重点に置く必要があることが分かる。

結論はこうである。

膵繊維組織炎などの厄介な病気によるのでなく、小腸の具合が悪いために、脂肪の吸収が悪い人は、まず、高タンパク食を摂り、適量のビタミンE、ビタミンAを摂ったらいいだろう、ということである。そうしているうちに、これらビタミンの大量摂取が可能になる、と私は考える。

小腸を含む消化管の正常な機能に対しても、ビタミンAは重要な鍵となっている。消化管の内壁は粘液で潤っていることが必要である。その粘液の主成分は粘質多糖体「コンドロイチン硫酸」であるが、これを合成する代謝にビタミンAが介在している。コンドロイチン硫酸が不足すると、内壁の粘膜は「角質化」して、正常な機能を失う。消化管の「潰瘍」は、その部分の粘膜の角質化がしばしば引き金となる。

鉄とビタミンEの関係

ビタミンEの積極的な摂取を心掛ける時、考慮しなければならない問題の一つは、「鉄」

である。ビタミンEは、鉄の触媒作用によって酸化するといわれる。このビタミンは、酸化すれば効力がなくなるのだ。

鉄は栄養物質として必須のものである。これがビタミンEの敵とあっては、どちらか一つを犠牲にしなければならないことになる。しかし、一歩退いて考えれば、両者の摂取を時間的にずらせば良い、という結論に導かれるはずである。安全のためには、ビタミンEと鉄とは、最短8時間離したい。具体的に言えば、ビタミンEは朝食後に一日量を摂り、レーズン・ホウレンソウ・プルーンなどは夕食で摂る、というような配慮が欲しい。

もし、鉄とビタミンEとの時間的間隔が、8時間より短かったなら、損失を考慮して、ビタミンEを大幅に増量しなければならなくなるということだ。

不飽和脂肪酸

さまざまな問題はさておいて、48ページの表⑤のような数字を見ると、ビタミンEの必要量に、日々の変動などはないような感じがする。しかしこれは心身の状態によって、食事の内容によって、かなり大幅に変動する。これがストレスによって増加する話は後に回すこととし、まず、不飽和脂肪酸に着目したい。

脂肪を特徴付ける脂肪酸には、飽和脂肪酸と不飽和脂肪酸とがある。脂肪酸には水素が含まれているが、その水素が目いっぱいに付いた脂肪酸を飽和脂肪酸という。ここでの飽和は、水素の飽和を意味するのだ。従って、不飽和脂肪酸は水素が不足した脂肪酸を意味している。

脂肪はエネルギー源の一つである。脂肪がエネルギー化する時は、これが酸化する。これを「ベータ酸化」という。脂肪酸分子の「ベータ位」に酸素が付くところから、この名ができたのだ。ベータ酸化は、飽和脂肪酸にも不飽和脂肪酸にも起こる。そして、前者が後者に優先して酸化する傾向がある。よく、脂肪が燃えて熱や力になるなどというが、この時、飽和脂肪酸の方が先に燃えるのだ。

植物油はヨード価が高い

一般に脂肪はヨードを吸収する。この量を見ると、飽和脂肪酸はゼロであって、不飽和脂肪酸は、不飽和度の高いほど吸収量が大きい。そこで、ある脂肪１００グラムの吸収するヨードのグラム数を測定すれば、不飽和脂肪酸の比率が高いか、あるいは不飽和度の大きい脂肪酸が含まれているか、どちらか―無論両者の合併もある―と判断される。これを「ヨード価」、または「ヨウ素価」という。表⑥を見て知ることは、ヤシ油を例外として、植物油はヨード価が高く、動物油はヨード価が低いということである。

端的に言えば、サラダ油はヨード価が高く、バターはヨード価が低い。

俗に、植物油は動物油に勝るという。これはヨード価が高く不飽和の度合いが大きいものが良い、との評価にほかならない。

図③　飽和脂肪酸と不飽和脂肪酸

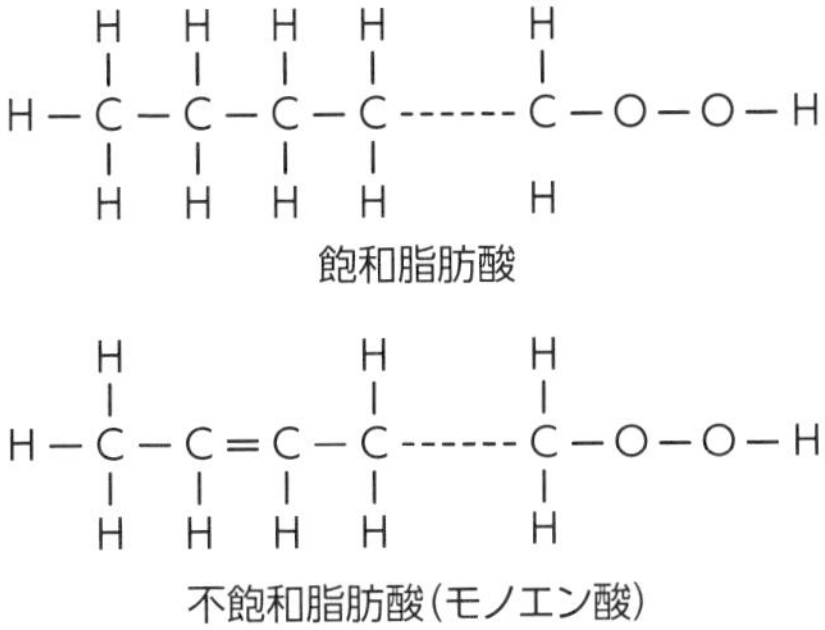

表⑥　いろいろな油のヨード価

油の種類	ヨード価
サフラワー油	143
小麦胚芽油	133
大豆油	126
トウモロコシ油	120
綿実油	110
ゴマ油	108
米糠油	104
種油	100
オリーブ油	83
ピーナッツ油	81
豚脂	66
牛脂	40
バター	36
ヤシ油	9

不飽和脂肪酸の自動酸化

不飽和脂肪酸には飽和脂肪酸には見られない重大な特性がある。それは「自動酸化」の現象である。不飽和脂肪酸は、ベータ酸化もするが自動酸化もするということだ。自動酸化はベータ酸化と違って、エネルギーを発生するのではなく、「過酸化脂質」という有害物質を作る。ここを見て、極言すれば、動物油が植物油に勝る、といって良いことになりかねない。

小麦胚芽油の中でビタミンEと共存する不飽和脂肪酸は、主として「リノール酸」であり、次いで「アルファ‐リノレン酸」である。この2種の不飽和脂肪酸の存在は、小麦胚芽油のメリットとして、かなりの注目を浴びている。

従来、我々の不飽和脂肪酸に対する関心は、主としてリノール酸に集中されてきた。最近、「局所ホルモン」という名で総括されるプロスタグランディンについての知見が増えてきたことがあって、不飽和脂肪酸に、新しい角度から光が当てられるようなった。そこで、リノール酸と並んで、アルファ‐リノレン酸・ガンマ‐リノレン酸・アラキドン酸・エイコサペンタエン酸の4種の不飽和脂肪酸が問題になってきた。

ここにあげたリノレン酸・アラキドン酸・エイコサペンタエン酸の3者も、リノール酸と同一の資格を持って、生体膜のリン脂質の構成員たり得るのである。従って、ここにあげられた4種の不飽和脂肪酸は、どれもが構造脂質である、といって良い。ただ、四つの構造脂質のうち、リノール酸が圧倒的に多いことは事実である。

これまでのように、不飽和脂肪酸のうち、リノール酸のみにスポットを当てるのは、不当である。

必須脂肪酸と不可欠脂肪酸

プロスタグラディンには、ＰＧⅠ、ＰＧⅡ、ＰＧⅢの三系統があって、それのできる過程が図④に示されている。ガンマ－リノレン酸はⅠ系統、アラキドン酸はⅡ系統、エイコサペンタエン酸はⅢ系統と、それぞれのプロスタグランディンの直接の原料になっている。

そこで、この3種の不飽和脂肪酸を「不可欠脂肪酸」とし、不可欠脂肪酸の原料であるリノール酸、アルファ－リノレン酸を「必須脂肪酸」とすることを、私は提案している。必須脂肪酸がなくても不可欠脂肪酸が必要なだけあれば、我々の体は困らないのである。

表⑦に見る通り、リノール酸とリノレン酸とは、植物油に片寄り、アラキドン酸とエイコサペンタエン酸とは、動物油のみに存在する。しかも、後二者が魚油に特に多い点に注意する必要がある。それは菜食一辺倒の食生活に反省を促すものといえよう。

なお、ガンマ－リノレン酸を含む食品はあまり例がなく、月見草油と牛乳ぐらいのものである。

図④　不飽和脂肪酸とプロスタグランディン（PG）との関係

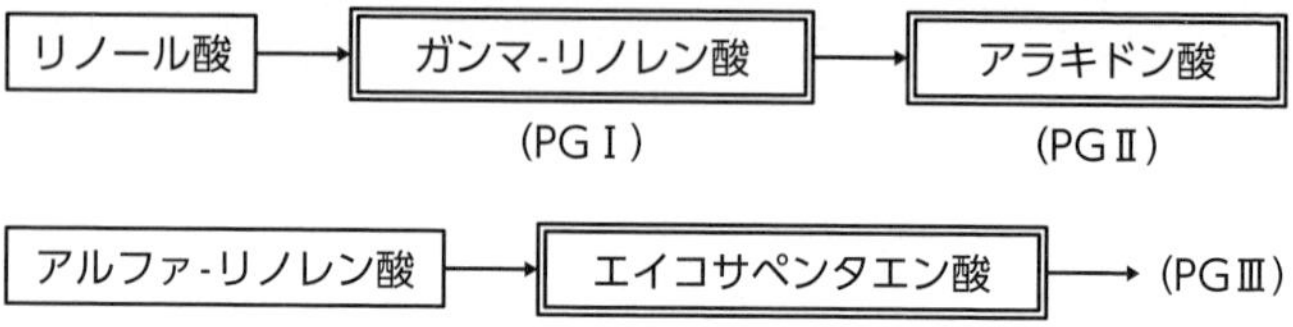

表⑦　必須脂肪酸含有量（単位：％）

食品	リノール酸	アルファ-リノレン酸	アラキドン酸	エイコサペンタエン酸
小麦胚芽油	52	6	−	−
トウモロコシ油	55	1	−	−
大豆油	52	7	−	−
ヘット	2	−	−	−
ラード	9	2	0.4	2.3
牛乳	3	1	0.2	0.3
卵	1	0.2	1	0.2
ニシン	4	2	4	9
サバ	6	3	5	7
サケ	3	1	3	8
タラ肝油	4	2	3	12
イクラ	2	0	2	16

硬化油の問題

不飽和脂肪酸は、一般に、結合する水素が目いっぱいになっていない。従って、水素を添加して飽和に近付けることができる。不飽和脂肪酸は液状を呈し、飽和脂肪酸は固形を取るので、不飽和度の高い魚油に水素を添加して固形にしたものを「硬化油」という。硬化油はマーガリンの原料の一つである。

フレッシュバターにはリノール酸はないに等しいが、マーガリンにはリノール酸が含まれている。ところがこのリノール酸は、不飽和度の高い脂肪酸に水素を添加した合成品であるために、その分子の立体構造は天然のものと違う。天然のリノール酸が、「シス型」であるのに、合成品のそれは「トランス型」などを含んでいるからだ。リノール酸が構造脂肪酸として、またプロスタグランディンの材料として役立つためには、その分子の立体構造はシス型でなければならないのだ。

結局、硬化油は栄養物質としての資格に欠けることになる。マーガリン・ショートニングを始めとして、多くのサラダ油にも硬化油が使われていることに注意しなくてはならない。

不飽和脂肪酸の二重結合

飽和脂肪酸とは水素で飽和した、という意味である。もしそこに、水素が付いていなければ、不飽和ということになる。不飽和脂肪酸の場合、隣り合った2個の水素原子が欠落した形になるので、水素原子の付くはずの枝が、炭素原子に付いてしまう。そのために、枝が2本重なった形の「二重結合」ができる。不飽和脂肪酸の特徴は、二重結合の存在である。

二重結合の数はいろいろだ。リノール酸は2個、リノレン酸は3個、アラキドン酸は4個、エイコサペンタエン酸は5個である。

すべての不飽和脂肪酸には弱点がある。それは、酸化によって、有害な過酸化脂質を作ることである。この弱点は、二重結合の数の多いものほど強く表れる。

二重結合1個の不飽和脂肪酸を「モノエン酸」、二重結合2個の不飽和脂肪酸を「ジエン酸」、3個のものを「トリエン酸」、4個のものを「テトラエン酸」、5個のものを「ペンタエン酸」、6個のものを「ヘキサエン酸」という。現実の問題としては、ペンタエン酸が欲しいと思って手を出すと、ヘキサエン酸が抱き合わせになる、という困った事情があることだ。その例としては、魚卵の他にサケの肉をあげることができる。イクラやニシンの白子では、ヘキサエン酸の方がペンタエン酸より多い。

ありがたくない過酸化脂質

不飽和脂肪酸の自動酸化は、抗酸化物質によって防ぐことができるし、また、防がなければならない。この防衛的物質すなわち「抗酸化物質」の花形はビタミンEであるのだが、不飽和脂肪酸の量が多いほど、抗酸化物質の量も多くならなければならないわけだから、必要以上に不飽和脂肪酸を摂るのはまずいことになる。

我々の体は、無数の複雑な化学物質からできている。その中には立体異性体を持つものが少なくない。化学物質は、間断なく離合集散を繰り返している。ここで離合集散といったものは、化学反応であり「代謝」である。

一般に代謝においては、相手役に立体異性体がある場合、その立体異性型は厳しく選択される。特定のタイプのものでなければ相手にされない。自動酸化は代謝ではないから、相手の立体異性型は問われない。

不飽和脂肪酸が自動酸化すれば過酸化脂質になる。過酸化脂質はありがたくない代物である。しかもそれが、自動酸化の産物だということは、酸素を消費したことを意味する。呼吸によってせっかく取り込んだ大切な酸素を、それは浪費したことになる。従って、必須脂肪酸は両刃の剣として、覚悟して受け入れるとしても、それ以外の不飽和脂肪酸は迷惑なもののようだ。

不飽和脂肪酸の自動酸化が不可避なものだったなら、これは人類にとって大いなる不幸といわざるを得ない。というのは、これによって我々は、過酸化脂質という名の老化の印を負わされるからだ。

ところがここに、抗酸化物質というものがある。不飽和脂肪酸があっても、抗酸化物質がそれに見合う量だけ存在すれば、自動酸化は起こり得ないのだ。そういうことであれば、救いの神が現れたことになる。

活性酸素は4種ある

酸素という元素は、容易に他のものと結合して、いわゆる「酸化物」を作る。酸素の結合する反応を「酸化」というが、これの本質は、酸素が、酸化の対象となる物質の持つ「電子」を引き抜くことである。電子を引き抜かれる現象が、酸化という名の反応の本質なのだ。

そこで、酸素がいろいろな物質を酸化するといわれることの本質は、酸素にはいろいろな物質の持つ電子を引き抜く作用があるということにほかならない。この時酸素は、相手の電子を奪って、自分自身をより安定な状態に落ち着けようとする特性を持つということなのだ。

普通に見られる大気中の酸素は、2原子が結合して一つの分子を作っている。この形の酸素では、他の物質から電子を引き抜く力があまり強くない。つまり、酸化力はあまり強くないのだ。

この酸素は、電子を引き抜く力の強い状態に変貌することができる。このような酸素を「活性酸素」という。活性酸素は、酸化力の強い酸素、活性の高い酸素を意味する。

この活性は、電子を引き抜く力を指すわけだから、酸素の持つ電子の配置や数から、その力、すなわち酸化力は決まってくる。ところで、酸素分子の電子の配置や数はいろいろになるから、活性酸素にも種類があることになる。

「抗酸化作用」という言葉があった。酸化という現象が、電子を引き抜かれることであるならば、抗酸化とは、電子の引き抜きに抵抗することでなければならない。ビタミンEが不飽和脂肪酸の酸化を防ぐということは、電子を引き抜かれる役目を、このビタミンEが引き受けて、不飽和脂肪酸の電子系を守ることを意味している。

いずれにせよ、活性酸素は、扱いやすい相手から電子を強引に奪い取る。この強引さが、「活性」の正体なのだ。これに対して、「毒性」、「障害作用」などの言葉が当てられている。普通の酸素は、毒性も障害性も弱いけれど、活性酸素には、毒性があり、障害性がある。これが不飽和脂肪酸から電子を奪って、過酸化脂質という毒物を作る。

活性酸素という言葉は、一つの物質を指していない。狭い意味では、それは4種のものを指している。第一は「スーパーオキサイド」である。酸素分子は2原子分子であるから、酸素の原子核を二つ持っている。その周りに、合計16個の電子が回っているが、そこにさらに

1個の電子が追加されることによって活性を与えられた活性酸素が、スーパーオキサイドである。

この次にくるのは「過酸化イオン」である。これは、スーパーオキサイドにさらに1個の電子が加えられた形のものだ。この過酸化イオンは、水の存在下では「過酸化水素」（H_2O_2）になる。

過酸化イオンや過酸化水素は容易に、第4種の活性酸素「ヒドロキシルラジカル」に変貌する。

我々の常識の中には、呼吸によって肺に取り込まれた酸素が、血色素ヘモグロビンに結合して、赤血球によって運搬されるという話がある。この時の酸素は、空気中のものと違って、スーパーオキサイドになっている。この事実は、生体内に取り込まれた酸素は、活性化されたものであることを示している。

活性酸素が障害的に働くとすれば、血球の運ぶ酸素は危険物ということになる。しかしそれは、活性化されているが故に、体内で活発な役割を演じることができるのだ。

普通の酸素分子を構成する酸素原子は、それぞれ8個の電子を持っているわけだが、その中の1個が、一方から他方に移ることによって活性を与えられた活性酸素を「一重項酸素」という。

スーパーオキサイド

スーパーオキサイドは、紫外線や宇宙線などによって、大気中に発生する。この活性酸素は、前述のように、生体にとって、原則的には有害であって、いわゆる「酸素中毒」を起こす。我々陸上の動物の寿命は、活性酸素によってその鍵の一つを握られている、と考えて良いようだ。

パラコートという名の除草剤がある。これは、アメリカで肺障害による死者を多数出した。また、自殺者にも用いられた。パラコートには、スーパーオキサイド発生促進作用があるのだ。これは、酸素を毒性化することによって植物を枯らす薬剤であったのである。

大気中には多少のスーパーオキサイドがある。宇宙線や紫外線によって作られたものだ。また、生体内でも、これは発生する。そこで、生体は、「スーパーオキサイド除去酵素」（SOD）を用意して、酸素中毒を防いでいる。この力関係が破れなければ、スーパーオキサイドによる酸素中毒は起きないことになっている。

SODの発見は、1969年であるが、これがきっかけで、スーパーオキサイドの所在が突き止められるようになった。その結果、肝臓や皮膚の障害に、スーパーオキサイドが絡んでいる事実も知られるようになった。

放射線やX線の照射をすると、体内のSODの濃度が低下する。そこで、この酵素を積極的に投与して、照射の副作用を軽減する方法が、ガン患者に試み、好成績を収めている。

白血球に殺菌作用のあることは、昔から知られているが、それもスーパーオキサイドによることが分かった。白血球は、細菌が表面に接触するとスーパーオキサイドを作り、これで細菌を障害するのである。白血球やマクロファージは、ガン細胞に接触してもスーパーオキサイドを作り、それに攻撃を仕掛けるという。マイトマイシンC、ブレオマイシンなどの抗生物質は、有名な「制ガン剤」であるが、これらの作用は、大量のスーパーオキサイドを発生して、ガン細胞のＤＮＡを切断することにある、と分かった。「自己免疫病」さえもが、スーパーオキサイドに関係がある、とされている。そこで、慢性関節リューマチの薬として、スーパーオキサイド除去剤が使われ出した。

スーパーオキサイドは、正常な代謝の中でも発生する。例えば、ミトコンドリアでのエネルギー発生過程、薬物解毒の過程などがそれである。ラットの心筋ミトコンドリアで調べたところ、スーパーオキサイド産生量が、加齢と共に増加することが分かった。ＳＯＤはスーパーオキサイドに働いて、これを過酸化水素に変える。過酸化水素は生体の持つ酵素カタラーゼやペルオキシダーゼの作用で水になってしまうのが普通である。

スーパーオキサイドの毒性を考えると、それを除去することの意義は大きい。この役割を負うものとして、ＳＯＤの他に、ビタミンＣやコエンザイムＱ10がある。

ヒドロキシルラジカル

過酸化水素に電子1個が付加されると、ヒドロキシルラジカルができる。ただし、この活性の高いヒドロキシルラジカルを除去する手段は人体にはないので、この目的にかなうビタミンやベータ‐カロチンの作用は、防衛手段として特筆されなければなるまい。スーパーオキサイドに見るように、活性酸素は両刃の剣である。アラキドン酸からプロスタグランディンが作られる時、ヒドロキシルラジカルが引き金を引く。

一重項酸素で特に問題になるのは、過酸化脂質重合物の亀裂から生じるものだ。ビタミン、ベータ‐カロチンがこれを除去する。

ビタミンCはスーパーオキサイドを除去して過酸化水素を作る。過酸化水素は、生体の持つ酵素カタラーゼまたはグルタチオンペルオキシダーゼによって除去されないと、ヒドロキシルラジカルになる。ビタミンCの殺ウイルス作用や殺菌作用は、ヒドロキシルラジカルによると考えられる。活性酸素のうち、ヒドロキシルラジカルは、特に活性が高い。

生体が用意している活性酸素除去物質は、SOD（スーパーオキサイド除去酵素）、カタラーゼ、グルタチオンペルオキシダーゼなどである。SODは、細胞質中にあって、生体膜には存在しない。従って、細胞膜などは、スーパーオキサイドによって酸化されるはずだ。しかしこの時、酸化した不飽和脂肪酸は、直ちに新しいものと交代する。

SODには、鉄を含むものと、マンガンを含むものと、銅・亜鉛を含むものと、3種類がある。マンガン酵素はミトコンドリアに、銅・亜鉛酵素は細胞質に存在する。好気性細菌は銅・亜鉛酵素を大量に持っているので、白血球の膜に触れてスーパーオキサイドの攻撃を受けても、なかなか死なない。ミトコンドリアは、エネルギー発生装置で、ソーセージ状をした細胞内小器官である。

白血球やマクロファージは、細菌に触れても、抗原抗体複合体に触れても、活性酸素を作る。すると、それが組織に障害を与えたり、リゾゾーム酵素を放出させたりする。これは、炎症につながる性質を持っている。一般に活性酸素を除去する作業は、消炎効果を上げる。ビタミンEは火傷の特効薬と見られているが、これもヒドロキシルラジカル除去作用が、消炎効果を上げたものだろう。リゾゾームは40種以上の分解酵素を納めた細胞内小器官である。

SODは、すでに薬剤化されている。これは、関節炎やリューマチなどの炎症性疾患に使われているが、副作用のない点は、大きなメリットといえよう。このような病気では、関節液中にスーパーオキサイドが発生しているのだ。

炎症というものは、アラキドン酸から誘導されるプロスタグランディンによって起こるとされている。アラキドン酸がプロスタグランディンになるためには、遊離のアラキドン酸が、まずラジカルにならなければならない。ここにビタミンがあると、ラジカルが作れなくなり、結局は、炎症が防げる。

全身的にSODを用意しているが、特に肝臓に多い。この量は加齢と共に減少する。ショウジョウバエには、特に短命な変異種がある。これは、SODを異常に少なく持っている。ヒドロキシルラジカルは最強力な活性酸素で、DNAに傷害を与え、発ガンの契機を作る。放射線や紫外線の照射がなくても、高圧酸素の中に置いただけでも動物の発ガン率は高まる。

ビタミンの仲間として、特に活性酸素に深い関わりを持つものが、ビタミンEとCとであることは、ここまでの説明で、お分かりのことであろう。活性酸素のうち、生体にとって何より有害なヒドロキシルラジカルを除去するものはビタミンEであった。ビタミンCはスーパーオキサイドを除去する一方で、ヒドロキシルラジカルを作りかねない。そこで、ビタミンCに対する注意を新たにする必要のあることを知るのである。これはすなわち、ビタミンEの摂取なしにビタミンCを大量に摂ることの危険を思わせる。

不飽和脂肪酸の自動酸化が、困った問題を起こすこと、これを防ぐために、抗酸化作用・酸化抑制作用を持った物質が欲しいことは、すでに述べた。しかし、抗酸化物質を必要とするのは、不飽和脂肪酸に対してのみではないことをあらためて確認する必要があるだろう。

活性酸素に対して、それの除去作用を持つ物質があること、そしてそれに意義のあることを、我々は知った。ヒドロキシルラジカル除去作用を持つ食品は、ビタミンE、ベータ-カロチン、などがある。ブドウ糖もこの仲間に入る、という説もあるが、これらの物質は、抗酸化作用によってヒドロキシルラジカルを除去するのだ。抗酸化作用は何も不飽和脂肪酸の自動酸化に的を絞って良いものではないのである。

ヒドロキシルラジカルの基は過酸化水素であるが、これの除去のための酵素は、生体に用意されている。それはすなわち「カタラーゼ」と「グルタチオンペルオキシダーゼ」とである。後者を構成する含硫アミノ酸システインの硫黄がセレン（セレニウム）に置換されたもののみが有効とされる。

スーパーオキサイドに対して除去作用を示すものは、食品から摂れるものとしてビタミンCがある。また、一重項酸素に対しては、ベータ‐カロチンがある。ベータ‐カロチンは、カボチャ・ニンジン・卵黄などを黄色く染める色素であって、ビタミンの仲間ではない。ただし、その1分子が二つに割れれば、ビタミンAになるので「プロビタミンA」とも呼ばれる。

活性酸素除去作用は、抗酸化作用として総括されるのだが、活性酸素が4種あって、そのすべてを除去する作用を持つものがないとすると、オールマイティーの抗酸化物質は存在しないことになる。

ところで、不飽和脂肪酸の自動酸化の過程を見ると、この分子の二重結合部分の水素を引き抜くのはスーパーオキサイドであり、あるいはヒドロキシルラジカルである。これらの活性酸素は、不飽和脂肪酸から水素を奪い取って、脂肪酸ラジカルを作るのだ。そこで、不飽和脂肪酸の自動酸化を防ぐ抗酸化物質として、ビタミンE、ビタミンC、ベータ‐カロチン、そしてまた、スーパーオキサイド除去酵素、グルタチオンペルオキシダーゼなどを、用意していることになる。
自動酸化というものは、不飽和脂肪酸の場合に限らず、原則として有害である。そこで我々は、抗酸化物質の価値が高いことを知らされる。ビタミンEの最大の効用として抗酸化作用をあげる人の多いことは、理由のないことではない。

図⑤　ミトコンドリアの断面

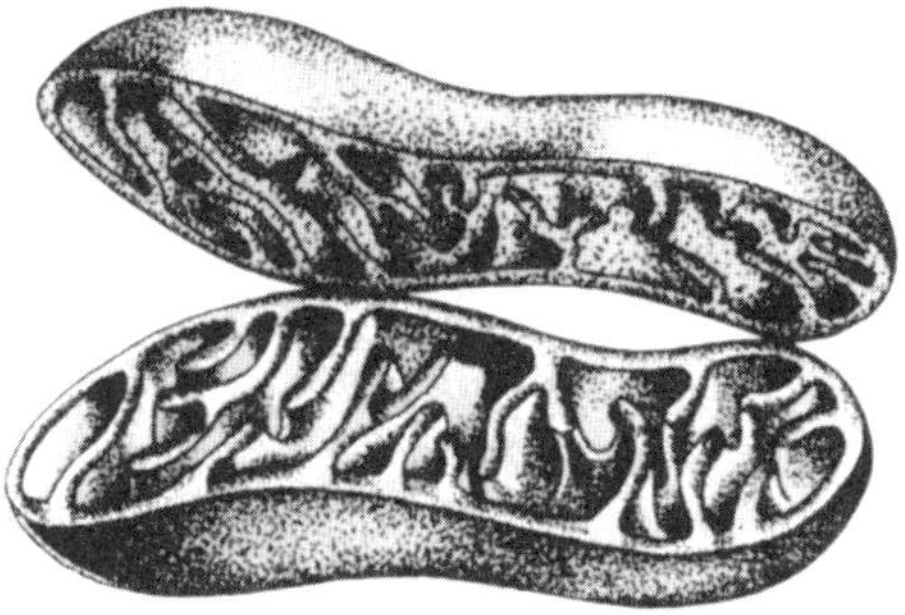

自動酸化のマイナス作用

過酸化脂質と呼ばれる物質は、その名の通り、脂質の過酸化物である。この過酸化反応は、自動的すなわち非酵素的に起こる場合もあるが、プロスタグランディン産生などのように酵素的に起こる場合もある。生体の本来の面目である合目的性を考えれば、酵素的過酸化反応による過酸化脂質が、生理的にプラスの作用を持つことは、むしろ当然であろう。

一方、自動的に起こる過酸化反応となると、事情は一変せざるを得ない。というのは、生成物である過酸化物質が不安定な物質であるために、生体に対して障害作用を及ぼすからだ。過酸化される脂質は、不飽和脂肪酸に限られる。ところが、不飽和脂肪酸は、食品にもあり、生体膜にもある。これの自動酸化によって発生する過酸化脂質という名の毒物は、体の内外から我々に攻撃を仕掛ける。その意味において、自動酸化による過酸化脂質は、おろそかにできない物質といえる。

不飽和脂肪酸の自動酸化では、まず、その二重結合の部位に2原子の酸素が結合する。次の段階では、この鎖状分子の鎖が切れ、アルデヒドやケトンとなる一方、これらの間に複雑な重合反応が起こり、雑多な化合物を作る。この反応の進行につれて、着色した不溶性物質が現れる。揚げ油のようだ。過酸化脂質も、そこまでくれば、黒ずんだドロドロの、比較的安定した物質になる。

過酸化脂質の重合物は粘性の強いものだ。従って、これが血中にあれば、血液の粘度が大きくなる。このような時、血液の循環は悪くならざるを得ない。この過酸化脂質の生成を防ぎ、あるいはこれを還元し、重合を阻止するようなことができれば、循環障害は回復するはずだ。循環障害は組織に酸欠状態をもたらす。頭痛・生理痛・関節痛などには、循環障害によるものがある。この種の症状は、ビタミンEの投与によって改善される。

血中過酸化脂質の問題

不飽和脂肪酸の自動酸化による過酸化脂質は、正常な代謝の中でも作られる。従ってそれは、微量ではあるが、すべての人の血中に見出される。その濃度を見ると、70歳ぐらいまでは、かすかではあるが次第に上昇し、70歳を過ぎると下降気味になる。血中過酸化脂質濃度の低下は、おそらく、代謝レベルの低下によるものであろう。

血中過酸化脂質濃度の異常な高値は、好ましいものではない。多くの病気に対しても、薬物や汚染物質の侵入にも、このような異常が起きる。

その一つの例は、アテローム性動脈硬化症の場合である。アテロームとは、動脈の内壁にできた「粥状隆起」のことである。これのある時、血中に発見される大量の過酸化脂質が、アテロームで生成されるものなのか、が問題になってくる。しかし現在のところ、血中過酸化脂質濃度異常高値の原因としては、これを大量に含む食品（例えば、冷凍の魚、煮干し、しらす、かりんとう、インスタントラーメン、ポテトチップス）、X線の照射、光化学スモッグ、肝臓などの臓器に病変が起きていること、などがあげられている。

血中の過酸化脂質が急増するためには、放射線を照射する場合、広い範囲の被曝があること、食品の場合には、過酸化脂質の量が多いことなどが条件となる。

食品に含まれる不飽和脂肪酸が自動酸化するには、食品と空気とが接触すること、そこに酸素活性化のためのエネルギーが供給されること、の二つの条件がなければならない。そのエネルギー源は、紫外線や熱などである。ここに生成される過酸化脂質の量は、空気との接触面積が広いほど多い。日なたに置かれたインスタントラーメンやポテトチップスなどが大量の過酸化脂質を含むのは、このためである。

「早老症」と訳されるプロゲリア症という病気がある。この患者の特徴は、脳や心筋に「リポフスチン」が大量に沈着することだ。この物質は「老化色素」とも呼ばれるもので、過酸化脂質の重合物にタンパク質が結合した顆粒の形を取る。老人特有の「シミ」の実体がこれだ。早老症の子は、10歳で80歳の老人のような容貌となり、老衰の状態を見せる。この病気は、過酸化脂質を処理する酵素の不活性、もしくは欠落による、として良いだろう。こう考えると、正常な人間は、過酸化脂質を処理する酵素を持っていることになる。その酵素としてよく知られるものは「グルタチオンペルオキシダーゼ」である。この酵素を構成するアミノ酸システインの硫黄がセレンで置換された時、活性が出てくる。これ以外にもビタミンEが役割を持つ過酸化脂質分解酵素がありそうである。

血中に存在する過酸化脂質は、血管内に留まる限り、処理されることなしに血中を流れる。その結果として、血小板の凝集、血管の損傷、健康な臓器の障害などが起きてくる。前述のアテローム性動脈硬化症の原因は、血中過酸化脂質にあった、と考えるのが自然だろう。このような絡み合いが想定されるところから、今日、過酸化脂質の問題は、病理学上の大きなテーマになっている。

過酸化脂質は、不飽和脂肪酸の自動酸化によって生じる物質であるが、この反応に伴って「遊離基」つまり脂肪酸ラジカルが発生する。現在、過酸化脂質が病理学上の問題になっているという事実は、脂肪酸ラジカルが問題になっていることを意味している。ヒドロキシラジカルに見るように、ラジカルは強烈な反応性を持っている。これが体内に存在する時、その影響は、想像を超える範囲に、想像を超える複雑さで及ぶことになる。

ある一つの化合物が、ラジカルに解離した時、それが元の鞘に収まる可能性はかなり大きい。従って、ラジカルというものは、いったん発生しても、短時間のうちに消滅する確率が大きい。ただし、これは水溶液の中の場合であって、脂質の中では容易に消滅することなく、蓄積される。生体膜がその例である。

ところで、不飽和脂肪酸が酸素に触れて、直ちに自動酸化が起こるわけではない。まず、ビタミンEのような抗酸化物質が消費される。そして、これが種切れになると、脂肪酸ラジカルの発生が始まる。すると、ラジカルの介在によって自動酸化が激しくなる。この時は、いわゆる「連鎖反応」が起きている。

連鎖反応のメカニズムは、次のようである。まず、不飽和脂肪酸分子は、活性酸素によって水素原子1個を電子ごと引き抜かれる。そこで、不飽和脂肪酸はラジカルにならざるを得ない。この脂肪酸ラジカルはすぐに酸素と結合して、過酸化脂質ラジカルになる。このラジカルがまた他の不飽和脂肪酸分子から水素原子1個を引き抜く。すると、その不飽和脂肪酸が、新しいラジカルとなる。それがさらに、他の不飽和脂肪酸分子から、水素原子1個を引き抜く結果となり、ラジカルの数は次第に増える。これがすなわち、連鎖反応である。

連鎖反応を加速する要因としては、温度の上昇、X線などの放射線の照射、過酸化脂質の存在、などが知られている。

過酸化脂質の毒性

前述の通り、過酸化脂質のすべてが、自動酸化によるのではない。代謝の中で酵素反応によって作られる過酸化脂質もある。その例は、すでに述べたプロスタグランディンである。プロスタグランディンの活性が高く、しかもその寿命が短いのは、これが過酸化脂質だからである。過酸化脂質がすべて悪玉だといっては、あやまりなのだ。これについては、生体の代謝が合目的的であることを考えて、理解すべきであろう。生体が、わざわざ酵素を駆使して、自分に不利な物質を作るはずがないではないか。

プロスタグランディンは、ガンマ‐リノレン酸・アラキドン酸、あるいはエイコサペンタエン酸から誘導された過酸化脂質である。この3種の酸は、いずれも不飽和脂肪酸であるから、自動酸化可能である。この自動酸化を防いで、酵素的酸化をするのが、生体の建て前なのだ。

プロスタグランディンの寿命は短く、早いものは30秒ほどで使命を終える。これには、過酸化脂質処理酵素が、一役買っているはずだ。

無論、自動酸化によって生じた過酸化脂質が、生体にとって有利であったとすれば、それは、全くの偶然であって、現実に期待すべきことではない。しかし、過酸化脂質は不安定な物質であって、すぐに壊れてしまう。従って、過酸化脂質の害というのは、それが壊れる過程でできた仲間生成物の害にほかならない。食物に含まれる過酸化脂質の毒作用は、その分解物でなければ、分解物が互いに結合した重合物、あるいは、分解物によって二次的に酸化された他の物質による、と考えられている。

過酸化脂質の毒性は、マウスを使って調べられた。その致死量は、リノール酸の過酸化物では、体重1キログラム当たり0・26マイクログラム、リノレン酸の過酸化物では、1・5マイクログラム、オレイン酸の過酸化物では、1マイクログラムとされた。100分の1ミリグラム程度の過酸化脂質には、我々人間の命を奪うに足りる威力があるのだ。なお、この数字に幅があるのは、二次酸化物、すなわちアルデヒドやケトンなどの量の違いからくる、と考えられている。

リノール酸過酸化脂質を、その二次酸化物と一緒にマウスに与えて組織変化を見ると、次のようなことが観察される。

小腸粘膜では、上皮細胞に空胞ができ、色素が沈着し、壊死が見られる。リンパ管拡張もある。肝臓では、脂肪変性・門脈拡張が見られ、細胞は核が消失して萎縮する。腎臓では尿細管が拡張、脂肪変性し、壊死に至る。肺では肺胞が拡張崩壊し、上皮細胞に壊死が起こる。

過酸化脂質に対する防衛

過酸化脂質が恐怖の毒物であるとすれば、生体がこれの処理を目的とする手段を用意しているのは当然だ。そこに、グルタチオンペルオキシダーゼなどの過酸化脂質処理酵素があるわけだが、ビタミンEやベータ - カロチンなどの抗酸化物質の蓄積は、有力な防衛をもたらすはずである。抗酸化物質の投与が寿命を延ばすことは、ラットの実験で、すでに証明されている。さらに、抗酸化物質の投与が、培養細胞の増殖を加速することも知られている。

過酸化脂質の毒性は、発ガンにもつながる。従って、抗酸化物質の投与は、ガンの予防に役立つ。このことは、マウスに「コエンザイムQ10」を投与して、ガン発生率の低下を見た、という実験で検証されている。なお、発ガンしたマウスにおいても、腫瘍の発育が抑制され、生存率が高まった。この事実は、腫瘍細胞が過酸化脂質を作るものであること、それをコエンザイムQ10が防いだこと、などを物語っていよう。このビタミン様物質にも、強い抗酸化作用が見られるのである。

ところで、腫瘍細胞に、なぜ過酸化脂質の生成があるか、という問題だが、これは活性酸素の増加によると考えることができる。赤血球のヘモグロビンが活性酸素を運搬しているという事実を思えば、血流が盛んであるというだけの理由によっても、腫瘍細胞における活性酸素の増加を説明することができるのだが、ここでは、さらに強力なヒドロキシルラジカルなどの発生もあり得よう。

生体内で不飽和脂肪酸を多く含む場所は生体膜である。生体膜にはタンパク質もあるが、不飽和脂肪酸の過酸化が進むと、そのタンパク質にラジカルが攻撃を仕掛け、それを変性させてしまう。ミトコンドリアやミクロゾームでは、リン脂質の自動酸化に伴って、酵素タンパクに変性が起き、その酵素活性の低下が起きる。変性した酵素タンパクは次第に重合を行って重い分子となり、不溶性物質となる。この重合タンパクには脂質が硬く結合する。この反応の初期に、タンパクラジカルの発生することが知られている。

生体膜にそのままの形で、あるいはリン脂質の構成成分として含まれる不飽和脂肪酸が自動酸化を起こすと、ここに述べたように、酵素タンパクの変性となり、結局は、代謝の阻害となる。従って、この反応を許すことは生体にとって大きなマイナスとなる。そこで、ビタミンEなどの抗酸化物質が、全代謝に対して防衛的に働くことが分かる。

不飽和脂肪酸の自動酸化によって発生した過酸化脂質やラジカルが、まず働きかけるのは、タンパク質ではなく不飽和脂肪酸である。従って、生体膜中に十分な不飽和脂肪酸があれば、これが酵素タンパクに対するガードの役を務めることになる。この作用は、二重結合の多い脂肪酸ほど大きい。

なお、前述のタンパクラジカルは、タンパク質分子が1原子の水素を奪われた形のものである。これが発生しても、そばに不飽和脂肪酸があれば、そこから水素をもらって、元のタンパク質に戻り、円満に落ち着く。その意味でも、不飽和脂肪酸の存在価値は大きいのである。

タンパク質が自動酸化を起こすと、酵素活性の阻害があるだけではない。ヘモグロビンやチトクロームなどの鉄タンパクの場合、強力な活性酸素ヒドロキシルラジカルを作る。

これが不飽和脂肪酸の自動酸化を助長し、その結果、さらにタンパク質の変性が拡大する。ここに悪循環が出てくる。タンパク質の代謝回転の速度は遅いが、それでもなお、変性タンパクの除去に効果を上げているのが実情のようだ。

これに関係のある一つの事実がある。それは、生体膜における、タンパク質とリン脂質との代謝回転の速度の違いである。前者は後者よりはるかに遅い。ということは、リン脂質分子はタンパク分子と比較して速やかに新しくなる、ということである。これはすなわち、リン脂質を構成する不飽和脂肪酸が自動酸化しても、まもなくそれは修復されることを意味する。無論、不飽和脂肪酸がそこに存在する、という条件の下においてではあるが。

赤血球は核を持たないので、タンパク質の合成も、リン脂質の合成もできないが、不飽和脂肪酸の交代は可能である。それに、ＳＯＤやグルタチオンペルオキシダーゼを持ち、自動酸化を防止するメカニズムが発達している。しかし、これらの酵素は新生しないので、やがては不飽和脂肪酸の自動酸化が抑えられなくなり、ついにはタンパク質の変性となり赤血球の寿命はそこで尽きるのである。

リポフスチンについては、すでに述べたところであるが、この老化色素は、生体膜の自動酸化の遺物と見られている。それが、過酸化脂質重合物にタンパク質が結合した物質であることは、むしろ当然といえよう。

脂肪肝はアルコールに結び付けられている。この原因の一つとして、過酸化脂質をあげる人がいる。事実、抗酸化物質を与えると、肝臓内中性脂肪の増加が抑えられるのだ。

先に、アテローム性動脈硬化症患者の血中に過酸化脂質の発見されることを述べた。ところが、そのアテローム性動脈硬化巣にも、過酸化脂質が含まれている。しかも、動脈硬化が進むにつれて、過酸化脂質の量が増える。この過酸化脂質が血管壁のタンパク質と複合体を作ることもあり得よう。この時、アテロームはいっそう強固になる。

血中過酸化脂質の存在は、アテローム性動脈硬化症の場合に限らない。心筋梗塞や通風の場合にも見られる。

肺における過酸化脂質の異常発生は、光化学スモッグの成分であるオキシダントという名の活性酸素を呼吸した時に現れる。肺組織にもリン脂質があるけれど、これは大部分が不飽和脂肪酸を持たない形のものなので、自動酸化が起こりにくくなっている。これは、酸素が最もよく接触する臓器の自衛手段と見て良いだろう。

我々の体の脂質代謝は、肝臓を中心とし、脂肪組織や肺で行われている。従って、肝臓に故障があると、血中脂質の量が変化する。こうなると、肝臓以外の臓器の脂質代謝に影響が及ぶ。肝臓に障害があると、過酸化脂質が血中に放出される。この血中濃度を下げることは、障害の回復につながる、と考えられている。

肝機能の重要な柱として、「薬物代謝」がある。この代謝の過程で、活性酸素スーパーオキサイドが発生するために、ミクロゾームの不飽和脂肪酸が酸化し、過酸化脂質になる可能性がある。この過酸化脂質が、複雑な重合物を作ったり、酵素を失活させたりすると、生成した過酸化脂質が血中に放出されなくなることがある。そうなると、肝細胞は過酸化脂質の攻撃を受け、結局は、肝臓が障害される。「アルコール性肝障害」は、これの例と考えられている。

「糖尿病」の場合、患者を苦しめる因子の一つは、末梢循環障害である。これは、血中過酸化脂質濃度の異常高値がもたらすものであろう。末梢循環障害があると、赤血球に過酸化脂質が発生する。

過酸化脂質は、発ガン物質の一つである。過酸化脂質は、酵素タンパク・DNA・RNAなどに働きかけて、それを変性させるからだ。タバコの発ガン性がよくいわれるが、タバコから発生する活性酸素が原因である。それは、直接にDNAやRNAに作用してこれをズタズタに切るばかりでなく、これが不飽和脂肪酸に働いて作った過酸化脂質に、前述のような危険な作用があるからである。

薬物の副作用も、過酸化脂質によると考えられるものが少なくない。その例は、アドリアマイシン・ブレオマイシンなどの抗ガン剤である。アドリアマイシンは、抗ガン剤のナンバーワンだ。これは、DNAに結合して、その開裂を阻害する、と考えられている。これの副作用は、胃腸障害・肝機能障害・骨髄機能障害などの他、しばしば致命的になる心不全など、とされる。アドリアマイシンを投与すると、ミトコンドリアにラジカルが発生し、これが心筋に過酸化脂質を作るのである。この時、ミトコンドリアが割れる、などの異常が現れ、結局、心筋のエネルギー代謝が阻害され、心不全となる。この現象は、ビタミンE欠乏食を与えた動物に見られるものとよく似ている。この時、心筋の重量の減少も見られる。

アドリアマイシンによる心臓障害は、ビタミンEやコエンザイムQ10などの抗酸化物質によって予防できる。これらの抗酸化物質を使っても、抗ガン作用の減弱は見られない。ブレオマイシンは、活性酸素を発生してＤＮＡを切断、腫瘍細胞の増殖を阻害する。ブレオマイシンの副作用は、肺繊維症である。これは、ビタミンEやグルタチオンなどで予防できるとされている。

肺における過酸化脂質は、結局、肺繊維症につながる。その例は、除草剤パラコートにも見られる。パラコートは、ニコチン酸酵素によってラジカルになり、これが肺で酸素に働いて活性酸素を作る。これが不飽和脂肪酸を酸化して、過酸化脂質にするのである。

ＰＣＢ、ＢＨＣ、ドリン剤（殺虫剤）などの脂溶性の薬物は、一般に人体に有害だ。これは「薬物代謝」によって水酸基を付加されれば、水溶性となって尿に排出される。この薬物代謝の主役は、「チトクロームＰ４５０」という名の酵素である。この薬物代謝の過程でも、活性酸素が発生し、不飽和脂肪酸に働いて過酸化脂質を作ることが知られている。いわば、油断も隙もないといった状況に、我々は置かれているのである。

要するに、正常な代謝の中でも、活性酸素などのラジカルが、絶えず発生している。そこで生体は、防衛のために、ビタミンE、ビタミンB、グルタチオン、ＳＯＤなどを用意することになる。後二者は、生体が作るものであるが、ビタミン類はそれができない。そこにも、ビタミンを積極的に摂ることの意味がある。

ラジカルの正体

ここまで問題にしてきたヒドロキシルラジカル、脂肪酸ラジカルなどのラジカル、すなわち遊離基とは、化合物の強固な結合が無理に引き裂かれた時、その裂かれた二つの部分を指している。その特徴は相手を探して強引に結合しようとする暴力行為であって、生体の中にあってそれは、まさにテロ分子の名に値しよう。

放射線の障害作用は、かつては広島・長崎で、また、第五福龍丸で、そして現在では原子力発電所や原子力船などで騒がれるが、その元凶はヒドロキシルラジカルである。

放射線の照射があると、体内の水分子が強引に引き裂かれて遊離基になる。ここに発生したテロ分子はＤＮＡを攻撃して突然変異を起こし、不飽和脂肪酸を攻撃して過酸化脂質を作る。短波長紫外線の障害作用もこれと同様、水分子からラジカルを発生させる作用以外のものではない。

ラジカルは水からできるものばかりではなく、多くの化学物質からも生じる。そして、それを作り出す原因は、放射線・紫外線の他、光化学スモッグ・細菌などであるといわれるが、タバコの煙などには、初めから活性酸素ヒドロキシルラジカルが含まれている。そしてまた、生体内の正常な代謝の中でも、絶えずスーパーオキサイドラジカルが発生する。この最後のものは我々に事態の重大さを示唆するが、その現象があればこそ、10歳にも満たない幼児のすべての心筋にリポフスチンが発見されても、驚くことはないのだ。テロ分子ラジカルを抱えることは、すべての生物の宿命といわざるを得ない。

老化という、多くの人を脅かす悪魔の正体について、我々は十分な知識を持ち合わせていない。老化学説も多種多様である。しかし、その中で最も信用されているのは、何といっても、1956年ごろにハーマンの提唱した「ラジカル老化説」であろう。

それは、ラジカルによって作られる過酸化脂質を老化の主犯とする学説であり、ラジカルによって引き起こされるDNAの突然変異が細胞の寿命を縮めるとする学説でもある。ラジカルを差し置いては、老化もガンも、従って健康も、語れないということだ。

ここで、ラジカルの攻撃目標として第一に取り上げざるを得ない不飽和脂肪酸についての知識を、もう少し深める必要が起きてきた。それをムカデに例えて、その体を、頭部と胴尾部との二つの部分に分けて考えると都合が良い。頭部は1個の水素原子であって、胴尾部はいわば脂肪酸の本体である。

これがラジカルの攻撃を受けると、首がもげて頭がすっ飛ぶのだが、この時、水素の頭に2原子の酸素が付く。酸素は2原子まとまって付くと決まっているから、この反応を、酸化といわずに過酸化というのである。

この過酸化頭はテロ分子の性格を失わず、他の不飽和脂肪酸の首を取り、その水素の頭と結合して、初めて暴力の矛を収める。ところが、頭が取られたこの第二の不飽和脂肪酸では、胴尾部が脂肪酸ラジカルとなり、酸素2原子をタックルして、なお治まらず、テロ分子として活動する。

この過酸化胴尾部脂肪酸ラジカルは第三の不飽和脂肪酸に噛み付いて、その首を取る。そして、その頭の水素原子と結合する。この結合体こそは、過酸化脂質と呼ばれるものの一つの形だ。

テロ分子過酸化胴尾部は、首を取りどれかの不飽和脂肪酸の胴尾部を探して結合する。この生成物も、いわゆる過酸化脂質の一つの形である。

ここに起きたテロ分子による混乱は、要するに、不飽和脂肪酸の首を取る行為が、それによって生じた頭部・胴尾部と、テロ分子の増産に発展する形を取るので、不飽和脂肪酸のある限り、終わりがないかに見える。一つの不飽和脂肪酸が殺られるごとに二つのテロ分子が生まれて、これが次の不飽和脂肪酸の首を取り、それがまたテロ分子を生むという連鎖反応となるのだ。無論それらのテロ分子は過酸化脂質となって討死するのだが、どの攻撃においても、2原子の酸素を抱え込んでいる。過酸化脂質を作る作業は、酸素の浪費によって成立するのである。

テロ分子ラジカルが増えると、それが2個結合して不活性化する機会が多くなり、ついにこの連鎖反応は終結に至る。

共有結合の化学

本書の問題にする物質、例えば、DNA・RNA・タンパク質・酵素・ビタミンEなどは、すべて「有機化合物」である。有機化合物の元素構成の特徴は、それが主として、炭素原子と水素原子とからできている点にあるといって良い。それは、脂肪酸分子の骨格が、炭素原子が鎖状につながったものであり、その炭素原子の各々に水素原子の枝が生えているというような分子構造を見れば、すぐに分かることである。

そこで、炭素原子（C）はどんな力で、隣の炭素原子や水素原子（H）に結合しているか、という問題にぶつからざるを得ない。あっさり言ってしまえば、これらは「共有結合」の状態にある。電子を共有することによって結合する、という意味に取って良い。

共有結合の一番簡単な例は、水素分子の場合である。図⑥に見るように、水素原子の構造は、原子核の周りを1個の電子が回る形になっている。これを（H・）という記号で表すことができる。（・）は電子が1個であることの印である。

水素分子は「2原子分子」である。ということは、水素の1分子が2原子の水素からできているという意味である。

水素分子の構造は、91ページの図⑥に見るように、2個の原子核が接近しているばかりでなく、2個の電子が共通の軌道を回っている。これは（A）に見る原子の場合と全く違っているのである。この時2個の原子核は、2個の電子によって締め付けられて結合した形といって良い。これは、電子を共有することよって結合した形であるから、共有結合による結合ということになる。

（A）と（B）、すなわち原子の状態と分子の状態とを比較すると、エネルギーの量に大きな開きがある。原子状態の方がはるかにエネルギーレベルが高いのだ。

ラジカルの化学

一般に、エネルギーレベルの高い状態は不安定である。原子状態の水素は不安定なのだ。そこで、（A）の状態はたちまち（B）の状態へ移行する。

逆に、（B）から（A）への移行も不可能ではない。ただしその時は、大量のエネルギーの補給が必要になる。具体的に言えば、それは、紫外線あるいは放射線の照射、あるいは加熱などを意味する。

（A）のように、格別にエネルギーレベルの高い状態にある原子または原子団が、例のラジカル（遊離基）である。

記号で表す時、ラジカルには1個の・を付けておく。それは電子が1個であることを示す。このような電子を「不対電子」という。91ページの図⑥（B）には、・・という記号がある。

これは「対電子」である。不対電子を持つのはラジカルの特徴である。ラジカル、すなわち不対電子を持つ原子または原子団は、対電子を作って安定しようとする。従って、不対電子を持つ他の原子または原子団と、たちまち結合する。そして、共有結合の形を取って、安定状態に入ろうとする。

図⑦に示した脂肪酸は不飽和脂肪酸である。この図に見る通り、炭素（C）の鎖の一部に「二重結合」がある。これが不飽和脂肪酸の特徴なのだ。二重結合があると、炭素の鎖がそこで折れ曲がる。いやむしろ、それはそこでブラブラゆれている。不飽和脂肪酸を持つ脂肪が固形にならずに液状を呈するのは、このためである。この運動性のために、不飽和脂肪酸の頭に付いた水素（H）を結合させている共有結合はとかく不安定になる。そこに活性の高い酸素が存在すると、共有部分が離れ、頭の水素と脂肪酸の本体Lとは、別々の遊離基になる。前者は・O_2H、後者はL・として、図⑦（B）（C）にそれが示されている。

この二つのラジカルが互いに結合すれば、（D）のような化合物ができる。これは「過酸化脂質」の一つである。

図⑥　水素分子の構造

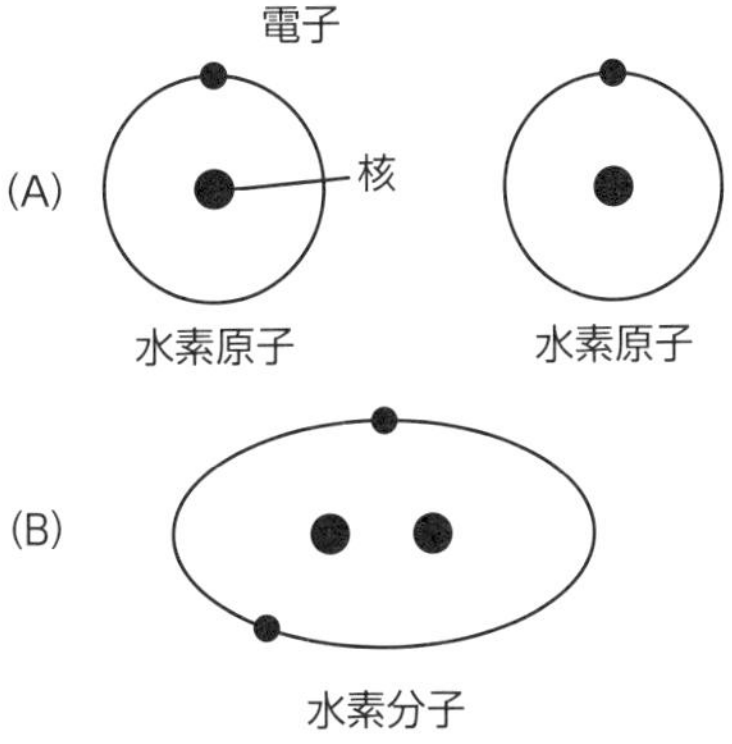

図⑦　不飽和脂肪酸の自動酸化

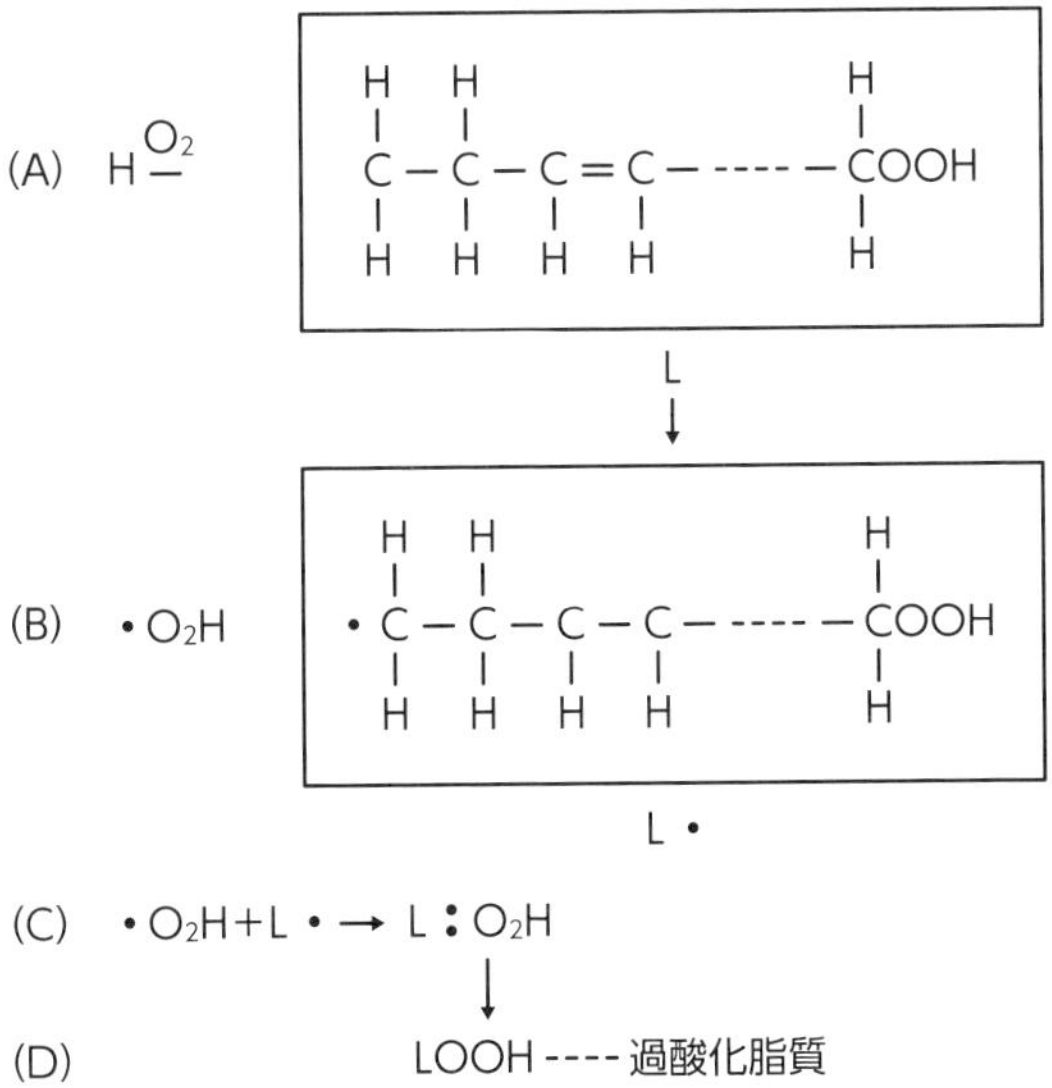

過酸化脂質の化学

過酸化脂質は、LOOHの形のものばかりではない。それを表したのが94ページの図⑧である。ただ、その（A）は91ページの図⑦そのものである。（B）では、不飽和脂肪酸L—Hが、（A）で生じたラジカル・O_2Hの攻撃を受けて、L•とH_2O_2とに変化することが示されている。

過酸化脂質LOOHが、あるラジカルR•の攻撃を受けて新しいラジカルLOO・とH•とに解離し、R•とH•とが結合してR—Hになる一方、ラジカルLOO・を残し、それがL•と結合してLOOLとなる反応が起こり得る。これは、図の右半分に、（A）から（C）にかけて縦の線の中に示されている。

図⑧で、ビタミンEはA—Hで表されている。

不飽和脂肪酸のラジカルL•とビタミンEとが共存すると、ビタミンEすなわちA—Hが解離してA•、H•となり、H•はたちまち不飽和脂肪酸のラジカルL•と結合して、元の脂肪酸L—Hに戻る。そして、H•を失ったビタミンEのラジカルA•はシステインに働きかけ、その水素を奪って、元のA—Hに戻る。そこに発生したシステインのラジカルは、2個ずつ結合してシスチンになる。これを示すのが、図（D）である。

この過程でビタミンEは、脂肪酸のラジカルに水素を結合させて元の脂肪酸を作るわけだ。

これは「ラジカル除去作用」と呼ぶことができる。そして結局は、不飽和脂肪酸が自動酸化によって過酸化脂質に変化する現象を防ぐことになる。これがすなわちビタミンEの「抗酸化作用」なのである。ビタミンEの「ラジカル除去作用」と「抗酸化作用」とは、表裏一体のものなのだ。

さらにまた、図⑧に示された過程を考えてみると、ビタミンEのこれらの作用が、システインの存在によって初めて実現することを知るのである。システインといえば、タンパク質を構成するアミノ酸の一つであり、日本人の食習慣の中でとかく不足する含硫アミノ酸の一つであることを見逃してはなるまい。要するに、良質タンパクなくしてはビタミンEの抗酸化作用の発揮が期待できない、ということである。

含硫アミノ酸には、システインとメチオニンとの二つが存在するが、システインの硫黄を「セレン」で置換したものがセレノシステインである。

図⑧　脂肪の過酸化とビタミンE

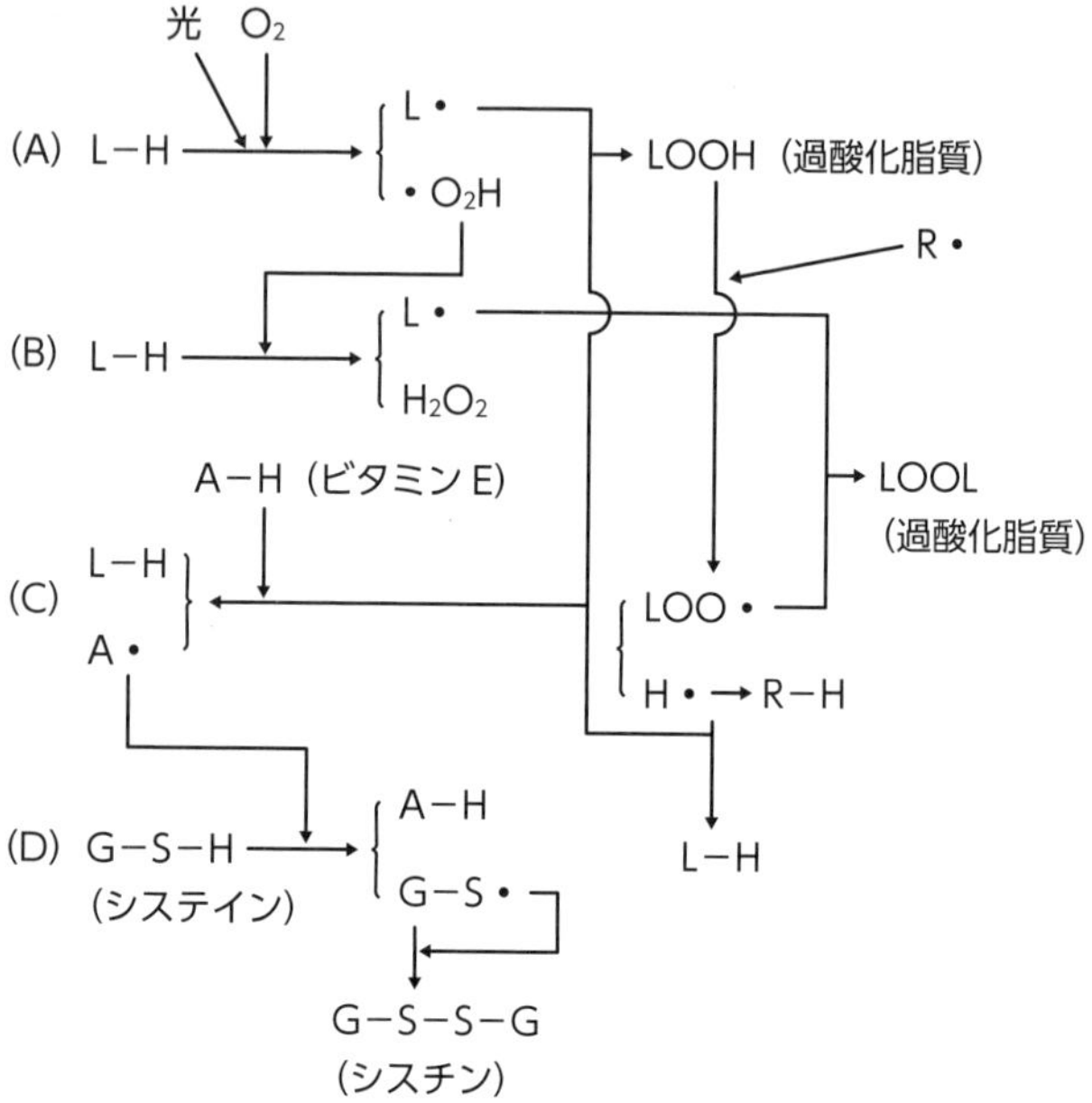

表⑧　ビタミンEの抗不妊作用

ビタミンEの種類	抗不妊作用
アルファ - トコフェロール	100
ベータ - トコフェロール	35
ガンマ - トコフェロール	5
デルタ - トコフェロール	＜1
アルファ - トコトリエノール	＜1
ベータ - トコトリエノール	＜1
ガンマ - トコトリエノール	＜1
デルタ - トコトリエノール	＜1

ビタミンEの生物活性

　ビタミンEは、妊娠ビタミンと呼ばれる通り、「抗不妊作用」を持っている。その抗不妊作用は、ビタミンEの種類によって大きく違う。これを表したのが表⑧であるが、これを見て分かる通り、ただビタミンEとだけいって、種類を明らかにしなければ、かなりの見当違いがあり得る、ということである。

　玄米食主義者は、よく、玄米はビタミンEを含んでいると主張する。確かにそれは事実であるが、もしその期待を妊娠に置くならば、当てが外れる公算の大きいことを知るべきである。

　ビタミンEの種類が違うと、「代謝回転」の速度が違う。この場合、代謝回転とは分解の意味として良い。ビタミンEは、その種類によって、そのままの形で長く留まり、あるいは比較的速やかに消失する。代謝回転の格段に遅いのはアルファ‐トコフェロールである。小麦胚芽以外のビタミンEの種類を見ると、ガンマ‐トコフェロールがアルファ‐トコフェロールと比べて圧倒的に多い。ところが、ガンマ‐トコフェロールは代謝回転が早いので、アルファ‐トコフェロールなら一日1回で済むのに、ガンマ‐トコフェロールだと一日3回の摂取が必要となる。

　粗製大豆油を例に取ると、ガンマ‐トコフェロールの含有量はアルファ‐トコフェロールの6倍である。そして、ガンマ－トコフェロールの生物活性はアルファ－トコフェロールに比較して格段に低い。

ビタミンEの生物活性の目安として、「国際単位」（ＩＵ）が用いられる。アルファ－トコフェロールの場合、その1ミリグラムは1・49ＩＵになるが、ベータ－トコフェロールの場合、1ミリグラムが0・11Ｕ、ガンマ－トコフェロール、デルタ－トコフェロールの場合、それは0・01ＩＵである。

オルソンの仮説

ビタミンEを愛用した経験のある人は、ほとんど例外なしに、その効果の広範かつあらたかな事実を知っている。ビタミンEには、極めて広い守備範囲があるのである。この事実を思う時、「オルソンの仮説」が説得力を持ってくる。オルソンの仮説とは、次のような内容である。

「ビタミンEは、おそらく、酵素の産生を指令する遺伝子の性質に影響を及ぼすことによって、生命の基礎を支配して酵素の生合成をコントロールしているであろう」

これを私の表現に翻訳してみよう。

「ビタミンEは、コーディングの過程に介入して、酵素の生合成をコントロールしているであろう」

「コーディング」とは、DNAに記録されている暗号化された遺伝情報を解読して酵素タンパクが合成されるまでの過程である。ここには20段ほどの代謝があるとされている。ここに介入する酵素のうちの一つの補酵素としてビタミンEがあるとすると、オルソンの仮説は説明されることになる。

オルソンの仮説が生まれた根拠は、おそらく動物にビタミンE欠乏食を与えた実験の結果にあったのだろう。ビタミンEを含まない餌を与えられた動物では、あらゆる臓器に異常が起きる。この現象は他のビタミンには見られない。そうなれば、オルソンでなくとも、ビタミンEのコーディングへの介入を思うのが自然であろう。コーディングは全身のすべての細胞で四六時中行われているものであるから、ビタミンEの欠乏の影響が全身的に現れても少しも不思議はない。ビタミンEの位置付けの上で最も重要なポイントはここにある、と私は思っている。

ネズミのビタミンE含有濃度を臓器別に調べた結果を見ると、格段に多いのは脳下垂体であり、次は副腎である。おそらくこのデータは、人体にも当てはまるであろう。

DNAの開裂の頻度が高いのは、フィードバックに多忙な器官であることが想像できる。コーディングの第一段階にビタミンEが関わるとするなら、ほとんど間断なくフィードバックをしている脳下垂体で、ビタミンEの濃度が高いという事実は、オルソンの仮説を裏書きする事実として理解されて良いだろう。

生体膜の構造

細胞を包む膜、すなわち細胞膜、そしてまた、細胞内小器官を包む膜は、構造から見て、変わりがない。細胞内小器官が、細胞膜から変化してできたものであることを考えれば、これは当然の次第である。この膜に対し、「生体膜」という言葉が使われる。

生体膜の主成分が「リン脂質」であって、全体が層構造をしている事実は、早くから知られていた。やがて、リン脂質が流動していること、タンパク質がそこに島のように点々と浮かんだ状態でいること、タンパク質の中には、膜の表面から裏面まで貫通した形のもののあること、タンパク質から外方に向かって糖鎖が延びていること、などが分かって、生体膜についての知見が増えた時点で、１９７３年、シンガーのモデルが発表された。現在我々が生体膜について考える時には、シンガーのモデルをよりどころにするようになっている。

生体膜の構造はともかく、その機能は誰にも分かる性質のものだ。というのは、生体膜は壁ではなく、特定の物質を、内から外へ、外から内へ、選択的に通過させることが、至上命令となっているからである。我々が、外界にあるものの中から、食べられるものを選択して口に入れ、不要になったものを大小便の形で排出するのによく似ている。生体膜は、物質の選択が可能な構造を取っているわけだ。

生体膜の基本は、脂質二重層である。脂質の主要なものはリン脂質だが、この分子は、二本脚を持った人間のような形をしている。二本脚は脂肪酸の鎖状分子であるが、多くの場合、その一つは飽和脂肪酸、もう一つは不飽和脂肪酸である。脂肪酸は水になじまないところから、「疎水性」だといわれる。

頭はグリセロール（グリセリン）であって、それが、コリン・イノシトール・セリン・エタノールアミンなどの帽子を被っている。この頭の部分は、「親水性」で水によくなじむ。

リン脂質のグリセロールは親水性、脂肪酸は疎水性ということだが、その二重層は、疎水基を内側に向き合わせ、親水基を外側に向けている。従って、細胞膜の場合、親水基は、一方では外部環境に対し、一方では内部環境に対している。細胞の外部も内部も、水溶液が主役を務めるという状況の反映がここに見られるわけだ。

リン脂質の二重層の中には、タンパク質もコレステロールも存在するが、いずれも流動している。この流動性は生命のあかしであって、その速度は適度でなければならない。生体膜内部の流動性をコントロールする役目を負うのはコレステロールである。これが多いほど、流動性は落ちる。

タンパク質の役目は、膜の形を安定化させる作用の他、酵素作用、レセプター作用などである。細胞の受け持つ代謝に必要な酵素の中のあるものは、膜内にある。レセプターとは受容体の意味であった。副腎皮質に例を取れば、そこの細胞膜には、「副腎皮質刺激ホルモン」のレセプターがなければならない。

もし、これらのタンパク質に異常が起これば、代謝は不能になり、細胞への来訪者の受容もできなくなり、しかも、膜構造は崩れるであろう。このようなタンパク質の変性の原因は主として酸化である。ここにおいて、有力な抗酸化物質としてのビタミンEの役割を思わざるを得ない。

ところで、酸化促進物質の攻撃を最初に受けるのはタンパク質ではなく、リン脂質中の不飽和脂肪酸である。この攻撃によって不飽和脂肪酸が酸化を起こすのは、ビタミンEのような抗酸化物質が存在しない場合である。不幸にして、不飽和脂肪酸が酸化によって過酸化脂質になると、それがリン脂質から外れて、その付近にあった無傷の不飽和脂肪酸が後釜に入り、正常のリン脂質を再構成する。

このような現象を総括すると、ビタミンEも、万一の場合の補充用の不飽和脂肪酸も必要、ということになる。無論、生体膜を正常に保つための条件に着目しての話である。ビタミンEに問題を絞れば、生体膜の保全の上で、これは極めて重要な役割を演じているということだ。ビタミンEが欠乏すれば、生体膜に異変が起き、多くの生理機能が阻害に追い込まれるのだ。

図⑨　シンガーのモデル図

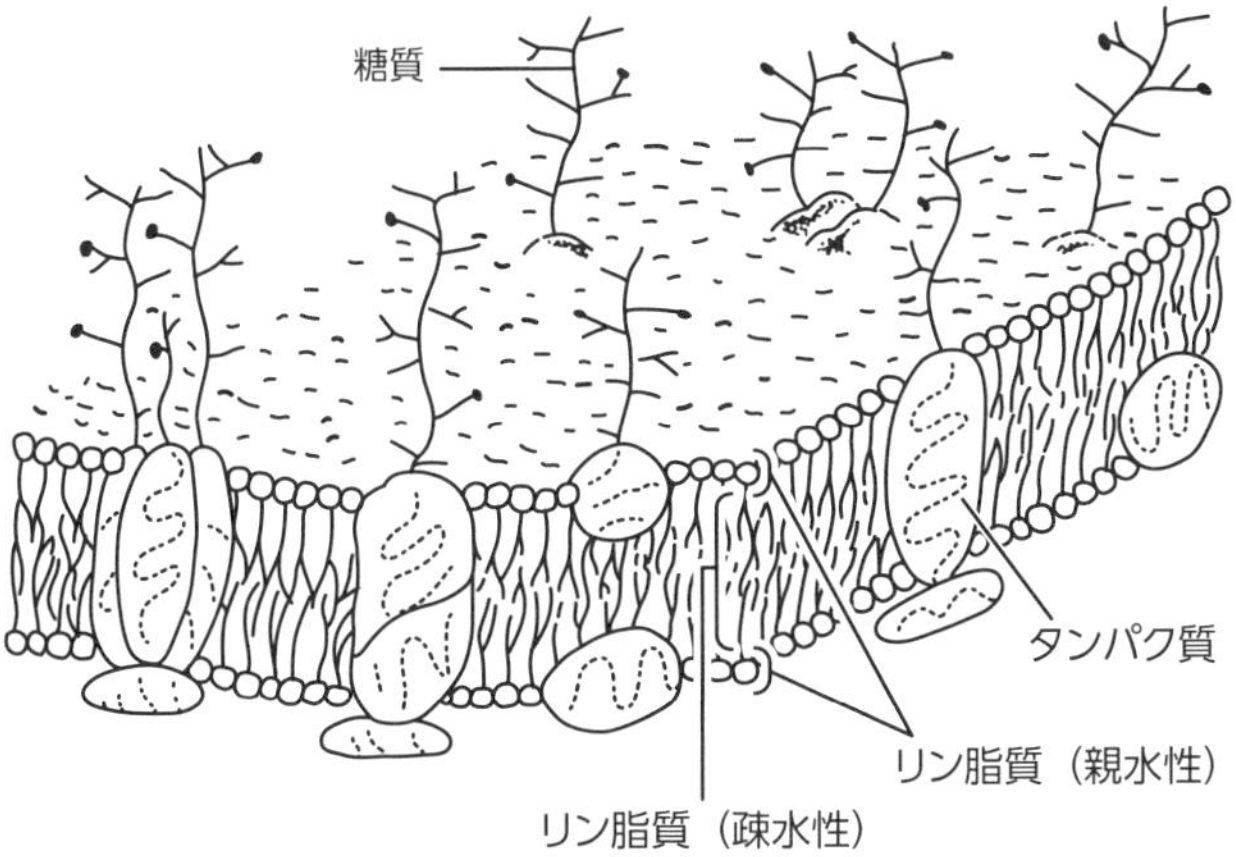

細胞内小器官リゾゾーム

生体膜は、細胞を包む膜でもあり、核・ミトコンドリア・小胞体などの細胞内小器官を包む膜でもある。ということは、細胞内小器官を含めて、細胞全体の構造や機能の保全に、ビタミンEが関わっていることを意味する。

ここで特に取り上げるリゾゾームは、細胞内小器官の一つである。「リゾ」は溶かすの意、「ゾーム」は物の意のギリシア語である。

リゾゾームの発見は1949年のことであって、古い話ではない。発見者デ＝デューブは1974年にノーベル賞を受けている。ロックフェラー大学の彼の研究室には、「現代細胞生物学のゆりかご」と記した看板を掛けてあるという。

その名のごとく、リゾゾームの面目は溶かすことにある。それは、細胞内の異物をすべて溶かし去ることを任務とする顆粒である。そのためここには、40種を超える分解酵素が含まれている。といっても、すべてのリゾゾームが、これを残らず用意しているわけではない。リゾゾーム酵素は、タンパク質をアミノ酸に、多糖体を単糖に、核酸を核酸素子とリン酸とに、脂質を脂肪酸とアルコールとに分解する。いわばそれは、細胞内に置かれた消化器官である。無論、分解された物質は、リゾゾーム膜を通して細胞質内に放出されて再利用されるのが正常の場合である。

リゾゾーム酵素は、他の一般の酵素と違う特徴を持っている。それは、普通の酵素がアルカリ性環境の中で働くのに対し、リゾゾーム酵素が酸性環境で働くことである。リゾゾーム内部のペーハー（アルカリ度）は、4～5なのだ。体液のペーハーは、7・4前後で、微アルカリ性であるが、ペーハー4～5ということは、微酸性どころか、掛け値なしの酸性である。この事実は、もしリゾゾーム酵素が外界に出ても、ほとんど働けないことを意味する。

実は、リゾゾーム膜は、他の生体膜と違って、二重層になっておらず、一重層をなしている。そのために、非常に破れやすい。ということは、リゾゾーム酵素が抜け出ることは安易にあり得るということだ。しかし、細胞内のペーハーは、若干の例外を除けば、原則として微アルカリ性である。従って、リゾゾーム酵素は、細胞質に対しては、分解作業を許されないということになる。

リゾゾームの役割

リゾゾームの役割は、細胞内外の異物や不要物質を低分子にまで分解する清掃係といって良い。異物や不用物質が細胞膜に接すると、その部分の細胞膜は、それを包み込むように窪み、さらにくびれて、ついに細胞膜から離れて、細胞質内に泳ぎ出す。そしてリゾゾームに巡り合って、両者は融合する。そこで、液胞の内容物はリゾゾーム酵素の働きかけを受けて、低分子物質にまで分解するのである。

一方、細胞質内に散在する異物や不要物質は、自動的にリゾゾームに取り込まれ、そこで単純な物質にまで分解する。リゾゾーム内での処理を終えた低分子物質は、リゾゾーム膜を通して細胞質内に放出され、細胞の活動のために利用される。

デ＝デューブの言葉を借りれば、リゾゾームは、我々の消化器と同じように、便秘や下痢、あるいは嘔吐をもよおしたりする。これは細胞の病気であり、ひいては全身の病気につながるという。この原因としては、リゾゾーム酵素の問題もあり、異物の性質の問題もあるが、先決問題は生体膜にある。リゾゾーム膜が酸化を起こすようなことがあっては、細胞の清掃作業は頓挫せざるを得ない。そこに、ビタミンEの役割を見ることになる。

リゾゾーム膜が破れても、細胞環境がアルカリ性であれば、事故は起きない。それがもし酸性になると、リゾゾーム酵素は猛威をふるう。その例は、「湿疹」である。ストレスがあれば、体液は酸性化する。その時リゾゾーム膜が破れれば、細胞は膜をも含めて「自己消化」を起こす。それが皮膚に起きれば湿疹ということだ。

そこで、湿疹ができるためには、二重の条件が重なることが必要だと分かる。皮膚の酸性化とリゾゾーム膜の破壊との二つがなかったら、湿疹は起きないのだ。

ビタミンEには膜の保護作用があり、アスピリンや副腎皮質ホルモンには強化作用があるといわれる。また、副腎皮質ホルモンの強化作用は過剰だともいわれる。湿疹の薬として売られているものは、概ねステロイド剤であるが、これは皮膚科医にとっても切り札となっている。アスピリンの水溶液も有効だが、ビタミンEの塗布も良い。ただその時、ビタミンEの品質が、驚くほど厳正に問われることになる。

皮膚の細胞に起きるような事故は、他の部分の細胞にも見られる。例えば、関節部の骨細胞に、リゾゾーム膜の破壊と、内部環境の酸性化があれば、前述の理由によって、骨細胞の自己消化があり得る。関節の骨や滑液のリゾゾーム酵素による分解物は、関節腔内に、いわゆる「水」の形で溜まる。

皮膚の場合でも関節の場合でも、ここに述べたような事故は、リゾゾーム膜の破壊からくる。それが、関節の変形の条件の一つになるだろう。関節炎に対し、ビタミンEの塗布が効果を上げた例があるが、その現象の説明は、リゾゾームを介して行われるべきであろう。

リゾゾームの持つ問題の中には、「リゾゾーム蓄積症」がある。リゾゾームに取り込まれた物質が分解されずに蓄積する現象がこれである。この状態になると、リゾゾームは次第に肥大して、核を始めとする細胞内小器官を圧迫し、細胞の機能を損なうことにもなる。

リゾゾーム蓄積症は、分解不可能な物質が存在し、あるいは生成する場合と、リゾゾーム酵素に欠落がある場合と、原因が二つある。分解不可能な物質の生成では、「リポフスチン」が代表的なものとされている。この物質の生成はビタミンEによって抑制される。

リゾゾーム酵素の具体的な名称をあげると、酸性フォスファターゼ、酸性デオキシリボヌクレアーゼ、酸性リボヌクレアーゼなどである。この3者には共通して〝酸性〟が付いている。この接頭語は、これらの酵素が、酸性において活性を表すことを意味している。リゾゾーム酵素は、酸性の状態の時に働くものが多いけれど、アルカリ性フォスファターゼのような例外もないではない。

図⑩　異物とリゾゾーム

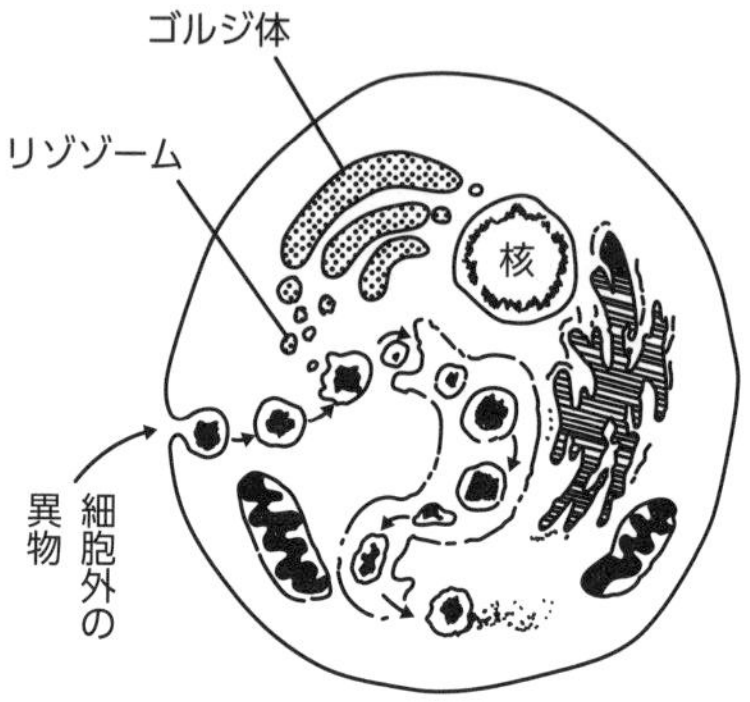

酸性とアルカリ性

ところで「酸性」という言葉について、フェノールフタレンを無色にし、あるいはリトマスを赤にする性質を、酸性として学校で教わってきている。しかし、化学上の問題にぶつかると、こんなことでは済まされない。酸性の度合いを数値で表す必要が起きてくる。リゾーム酵素は、酸であれば強くても弱くてもかまわず働く、というようなものではない。このような表示の必要は、この場合に限ったものではないのである。

酸の強さは「水素イオン濃度」に現れる。そこで、水素イオン濃度の数値から、酸の強さを表す方法が工夫された。これをペーハー（pH）という。ペー（p）は指数の意味、ハー（H）は水素の記号であって、ペーハーの数字は、水素イオン濃度の指数として定められたものである。

ペーハーは、7を中性とし、7より小さいものを酸、7より大きいものをアルカリとする。従って、ペーハーは数字が大きいほどアルカリの度合いが強くなる。無論、ペーハーが7を大きく下回るほど、酸度は強くなる。血液が酸性化すると良くない、というのが常識のようになっているのを、読者諸君はご存じだろう。血液とリンパとを合わせて体液という。体液は細胞の環境である関係上、そのペーハーはおろそかにできない。体液のペーハーは7・35～7・45であって、7・30まで下がれば危篤に陥る。

ペーハー7・30といえば、それは7より大きいから、微アルカリ性に対応する。体液がアルカリでも、ここまで中性に近付けば、生きていられないのだ。血液が酸性になったら大変である。命のある間、体液が酸性になることは絶対にない。もしも、健康管理について科学的に語ろうとするならば、血液が酸性になる、などという代わりに「ペーハーが下がる」と言わなければなるまい。

細胞の環境は、ペーハーが7・35以上でなければならないが、細胞内部のペーハーは、組織によっても条件によっても、これとは違っている。

大部分のリゾゾーム酵素にとって、活性が最大になるペーハーは、5・8〜6・5である。この数値を見ると、弱酸性と言いたいような気がする。こんな大きなペーハーの低下が、現実に起こるのだろうか。

すべての酵素は、それぞれに「至適ペーハー」というものを持っている。リゾゾーム酵素の至適ペーハーに、大きな幅があるのは、酵素の種類が多いためにほかならない。正常な代謝、リゾゾーム酵素による、非常事態の代謝をいい、それを除外した代謝を遂行する酵素は、ペーハーの低い値では活性を失う傾向がある。そのために、体液のペーハーの高いこと、すなわち、体液のアルカリ性が適当に高い方が良いとされるのだ。

高エネルギー分子ATP

ところで、細胞内に起こる化学反応では、酸の発生する場合が少なくない。筋肉の収縮も、神経を刺激する電気を発生するのにも、すべての代謝を進行させるのにも、高エネルギー分子「ATP」が要求される。これはブドウ糖や脂肪酸の燃焼によって得られるリン酸塩である。糖質の場合、原料のブドウ糖は細胞質内で粗面小胞体の酵素によってピルビン酸となり、これがミトコンドリアに送り込まれて、ここでATPにまで変化を受けるのである。

粗面小胞体も、ミトコンドリアも、共に細胞内小器官であって、前者はミクロゾームに属する。粗面小胞体の表面には「リボゾーム」と呼ばれる顆粒が、ゴマをまぶしたように付着している。このゴマのために、表面が粗面状を呈していることが特徴である。リボゾームの〝リボ〟は、糖の一種リボースを意味する。

リボゾームは、核内DNAに刻印された遺伝情報をコピーしたRNAを受け入れ、その暗号を読み取って酵素タンパクを合成する工場といって良い。粗面小胞体は、この酵素の貯蔵庫でもあり、同時に、この酵素による反応を遂行する工場でもある。ブドウ糖は、このミクロゾーム工場でピルビン酸に変身するわけだ。

ミトコンドリアは、細胞内を絶えず遊泳している。その数は組織によって違うが、肝臓細胞では5000個に達するという。ミクロゾームで作られたピルビン酸は、このミトコンドリアの中でATPに変身し、その外に出て、生体のエネルギー源として、あらゆる場所、場面で活動する。ピルビン酸の供給が足りない時には、脂肪酸がこれに代わってミトコンドリアに送り込まれる。

このATPが作られる過程は、有酸素でも無酸素でも行われる。ただし、前者はミトコンドリア、後者は細胞質で行われる。有酸素の場合はビタミンBの介在を必要とし、無酸素の場合はこれを必要としない。同量のブドウ糖からATPを作るとして、解糖、すなわち無酸素過程の場合、その分子数は有酸素の場合の分子数の18分の1にすぎない。このことは、解糖が、エネルギー獲得の手段として不経済であることを示している。

一方、有酸素の場合、水と二酸化炭素が発生するが、解糖の場合には乳酸が発生し、これがペーハーの低下を招くことになる。その結果として、高いペーハーを好む多くの酵素は活性を失い、体調は低下せざるを得なくなる。この時ビタミンBが投与されれば、有酸素過程が始まり、乳酸は分解されて、ペーハーは上昇し、体調は回復する。ビタミンB剤の宣伝文句の中にある〝疲労回復〟は、この意味であろう。

ガンとリゾーム酵素

マンフレッド＝フォン＝アルデンネは、ブドウ糖の解糖によるペーハーの低下をリゾーム酵素活性に結び付けて、興味の持てる価値ある発見をしている。この人は電子顕微鏡を発明した物理学者である。ガンの治療といえば、現代の最大の課題の一つであるが、この物理学者は、この医学上の課題に挑戦して、相当な成果を上げつつあるのだ。

アルデンネの治療法は、放射線照射、ビタミンAの大量投与などによって、リゾゾーム酵素を最大限に利用し、多い時には10段階もの処置をする。その一段階として、腫瘍部位の細胞に、リゾゾーム酵素にとっての至適ペーハーを与える。この時は、ブドウ糖水溶液の点滴を27時間も続け、その血糖値を４００まで上げる。これは、重症糖尿病患者の場合に相当する。

ブドウ糖は当然腫瘍細胞にも入るが、ガン細胞は無酸素過程しか起きないので、ここでは解糖が盛んに進行し、大量の乳酸が発生する結果、ペーハーは著しく低下する。そして、その値は、リゾゾーム酵素の至適ペーハーに達する。この条件の下に、リゾゾーム酵素は猛烈な活動を開始して、ガン細胞を溶解してしまうのである。そうなれば、ガン細胞の増殖などはあり得ず、悪性腫瘍の実体は消滅せざるを得ない。アルデンネの報告によれば、ペーハーの低下は腫瘍部位に限定されるという。正常細胞の自己消化は起きないということだ。

この、リゾゾーム酵素の作用をフルに活用するガンの多段階療法は、はなはだ魅力的であるが、現在は研究段階にある。その処置の中で、ビタミンEは何らかの役割を持つに違いないが、アルデンネはこの点に触れていない。

腫瘍部位のペーハーを低下させる目的は、皮膚に浸透性の酸性液を塗布することによっても実現できるようだ。山﨑伊久江女史の開発したベルジュバンスは、この路線上のガン対策として、注目に値する。

スポーツとビタミンE

スポーツに少しでも関心があれば、個人競技が記録への挑戦であり、新記録に胸をワクワクさせる人は少なくないだろう。

スポーツが人間の営みである以上、人体の機能の限界を超える記録が生まれるはずはない。新幹線は100メートルを走るのに1・7秒しか掛からないが、こんなスピードは人間には不可能である。猛練習を重ねた上で、最高の体調で臨んだところで、7秒の壁は永久に破れないだろう。

とにかく、スポーツでは練習が第一である。しかし、練習だけで記録が上がると思っているスポーツマンなど、現在では一人もいないだろう。生体の物質的条件に、多少とも留意する風潮ができつつあるのだ。

近年、記録更新の目覚ましいのは水泳界であろう。大きな競技会があるたびに、新記録が生まれるといって過言ではない。注目すべき点は、これが昔からのことではなく、ミュンヘンオリンピックあたりからの傾向だという点である。いずれ数年のうちにこの傾向は沈静し、華やかな新記録時代はおしまいになることだろうが、少なくともここしばらく、この黄金時代は続くと見て良い。その根拠は何か、と問われるならば、私でなくても、それはビタミンEの恩恵だと断言するに決まっている。

ビタミンEとスポーツとの関係は、これまでの本文を読んだ人には推察できるはずだ。他でもない。それはビタミンEの抗酸化作用である。活性酸素の中毒を防ぎ、不飽和脂肪酸の自動酸化を防ぐことは、誰にとっても十分な価値があるのだ。

不飽和脂肪酸の自動酸化が大量の酸素を食うことはすでに述べた。一方、スポーツのような激しい筋肉の運動も、大量の酸素を要求する。従って、不飽和脂肪酸と筋肉とは酸素の奪い合いをすることになる。もしここで、不飽和脂肪酸の要求を全面的にカットすることができれば、筋肉は大いに助かるだろう。そこにおいて、ビタミンEは決定的な役割を演じることができるのだ。

世界新記録の秘密

日本の水泳陣はかつて世界最強を誇った時代がある。しかし、今やその姿はなく、世界的な選手はいないといって良い。その原因の一つは、やはりビタミンEにある。ビタミンEの効果について、日本の水泳界が無知であったわけではあるまいが、手を出すのが遅れたことは事実だろう。日本伝統の精神主義が災いしたのだ。それが、健康管理全般についても言えることを、ここに一言しておく。

水泳では、どんな泳法にしろ、呼吸は制約される。顔が水についている時間、すなわち呼吸不可能の時間があるからだ。これはすなわち、筋肉への酸素の供給が不十分になりやすいことを意味している。だからこそ、この重要な酸素が不飽和脂肪酸に食われてはたまらないし、同時に、それが防止できれば目立って筋肉が働きやすくなるということだ。

それなら、ビタミンEを飲んだらその日から記録が良くなるはず、と考える人もあろう。日本の水泳界には、その種の考え方があった。それは、私自身が水泳コーチから相談を受けた経緯からうかがえる。

私に言わせれば、筋肉が十分な酸素補給の基に働く条件にあるのなら、それに対応した泳法があるはずだ。酸素不足から解放された筋肉の運動様式は、酸素不足に喘ぐ場合のそれとは違わなくてはなるまい。ビタミンEに手を出すのが遅れ、泳法の開発に配慮を欠いたことが、日本の水泳界の情けない現状の原因だ、と私は思っている。

この2点に一歩を先んじた国が、華やかな新記録時代の先駆けとなったに違いない。日本のスポーツ界も、シゴキより科学にウェイトを置くようにならなければ、置き去りにされるだろう。

かつてオーストラリア水泳陣が世界記録をいくつも出したが、この選手達はキュアトンの計画に従った。彼は、オリンピック大会の半年前から、選手に揚げ物を禁じる一方、大量のビタミンEを与えた。その量は、一日200単位から始めて次第に増量してゆく。

筋肉に酸素の十分な補給をすることの意義が、水泳だけに限定されるはずはない。キュアトンは、レスリング選手の他、大学生や中年の男女を選んでいろいろな実験をした。その場駆け足の実験を例に取ると、ビタミンEを服用することによって、走れる時間は50パーセント以上も伸びたという。いわゆるスタミナが付く、ということである。

酸素不足の状態でのスポーツを強いられたのはメキシコ・オリンピックであった。開催地メキシコシティは標高2240メートルの高地にあって、気圧は575ミリメートルエイチジー、従って酸素分圧は平地の75パーセントに留まる。各国選手はこの低酸素と戦うための武器としてビタミンEを利用した。日本選手団は15000錠のビタミンE剤を持って行ったそうだが、それでは十分でない。多分外国の選手団は、もっと大量の小麦胚芽油を携行したことだろう。

日本選手団がビタミンEの採用に踏み切った動機は、順天堂大学の青木純一郎教授らの研究によるところが大きい。同大学長距離選手を二群に分け、第一群のみに一日300ミリグラムのビタミンEを与えた。服用開始後1ヵ月を経て乗鞍岳で行った2000メートル競技において、第一群の所要時間は、対照群と比べて、2回とも1分以上も短縮されていた。

筋肉の収縮力

筋肉などの臓器と不飽和脂肪酸とが、与えられた酸素をどんな割合で分け合うかは興味ある問題だが、それはその時点の条件によって変動するに違いない。揚げ物を断つというようなことで、不飽和脂肪酸の量を低く抑えれば、酸素の無駄は節約できる。

ある学者は、無駄の量を43パーセントとしているが、これは一つの目安となろう。それにしても、この数字は驚くほど大きいではないか。

生体内で酸素を要求する臓器は筋肉だけではない。酸素の節約はあらゆる点で有利と見て良かろう。

札幌医大の神村教授は、マウスについて減圧実験を試みている。それによれば、ビタミンEを5日前から与えられたマウスは、死亡するまでに対照群と比べて1・6倍の時間が掛かったという。ビタミンEによって、寿命が延びたということである。

ロシアの医学アカデミーで行った研究によると、自転車選手やスキー選手の場合、一日1〜1・5時間の運動ならばビタミンEの量は100〜150ミリグラム、3〜4時間の運動ならば250〜300ミリグラム、となっている。これも一つの目安となろう。

このように、雑多なスポーツにビタミンEが使われ、それぞれに効果を上げている理由は、実は、酸素の節約のみにあるのではない。筋肉を収縮させるエネルギーの源泉に関わっている。

持続的に、いわば定常的に行われる筋肉の収縮、すなわち、マラソン、サイクリング、水泳などのようなスポーツにおける筋肉の収縮に要するエネルギーは、血中脂肪酸や筋肉内グリコーゲンから供給される。これに反して、短距離競走におけるスタート、野球の投手の投球、跳躍における踏み切りなどのような、瞬間的に行われる筋肉の収縮のエネルギーは、筋肉内クレアチンリン酸から供給される。従って、これの蓄積量の多いことは瞬発力を強大にするための条件になるが、ビタミンEはこれを可能にする。

このことは、ビタミンEの欠乏状態に置かれた人の尿に、クレアチンリン酸が発見されるという事実によって証明されたといえよう。

食生活の問題点

ビタミンEの役目は、不飽和脂肪酸が過酸化して、それがラジカルに変身するのを防ぐことである。これによってラジカルの再生産は妨げられ、過酸化脂質の合成は抑えられ、しかも酸素の浪費を防ぐことができる。

実を言うと、不飽和脂肪酸の自動酸化を抑制する作業は、ビタミンEの独占ではない。ミカンに含まれているクエン酸、ゴマに含まれているセサモール、野菜や果物に含まれているビタミンC、ショウガに含まれているジンゲロン、コーヒーに含まれているコーヒー酸、緑茶に含まれているクロロゲン酸、紅茶や野菜に含まれているフラボンなどにもそれはある。この点から見ると、不飽和脂肪酸の多いサバやサンマなどの料理、揚げ物などにショウガを添えるような習慣も、食後に緑茶・コーヒー・紅茶などを飲む習慣も、古人の知恵としてそれなりに評価はできる。しかし、それらの酸化抑制物質の摂取量はあまりに少ない。意識的に服用するビタミンEと比較したら、量の点で全く問題にならない。

さて、遊離基によって引き裂かれてできた不飽和脂肪酸の頭部を付け替えることは、その胴尾部に水素原子をくっつける作業にほかならない。不飽和脂肪酸の頭は水素原子だからである。

抗酸化作用を発揮して、不飽和脂肪酸に水素原子を提供した後のビタミンEは、ある物質から水素をもらって直ちに元に戻り、不飽和脂肪酸の酸化抑制に、再び乗り出すのである。

ここである物質といったのは、すでに述べたシステインという名のアミノ酸である。システインは、メチオニンと共に含硫アミノ酸と呼ばれ、日本人の食習慣ではとかく不足する。

含硫アミノ酸の給源としては、麩、湯葉、高野豆腐、たらこ、イクラなどがあるが、手近な点でも量の点でも、卵に勝るものはない。システインがなかったら、せっかくのビタミンEもフルに働けないと考えて良い。

抗酸化物質の筆頭は、食品添加物ブチルヒドロキシトルエン（BHT）である。これは禁止されている薬剤であるが、老化の防止に役立つ可能性で有名である。次に「セレン」である。この半金属は一日500マイクログラム、すなわち0・5ミリグラムを超えれば毒性を表すので、大量に摂れないが、グルタミン酸の代謝に関係するといわれ、さらには水銀や鉛と結合してこれを無毒化する作用もあるので、注目すべきミネラルの一つになっている。過酸化水素を除去したり、過酸化脂質を分解したりする酵素グルタチオンペルオキシダーゼを構成するシステインは、硫黄の位置にセレンがないと働かないといわれる。

この半金属はもともと土壌に含まれている関係上、作物に吸収される性質を持っている。無論、このセレンの土壌中濃度は地域によって異なるが、我が国にはこれが極端に少ない地域はないといいわれている。しかし、我々の体内では不足しがちなミネラルの一つとされている。

セレンの含有率の特に高い食品の例は、朝鮮ニンジン・ネギ・ニンニク・ゴマなどである。この半金属の次にくる抗酸化物質はビタミンEである。ビタミンEの抗酸化作用の強さは、セレンの100分の1に足りないが、安全な点に特色がある。

過酸化脂質を含む食品

ビタミンEが抗酸化作用を持ち、それによって過酸化脂質、ないしリポフスチンの生成を防いでいることについて、読者諸君はすでに理解されたはずである。頭痛や生理痛などにビタミンEが有効であることも、当然の論理として承認済みであろう。

食品に過酸化脂質が含まれる場合があることについて、多少の警告を発しておかなければなるまい。一般に過酸化脂質を含む食品というのは、例の不飽和脂肪酸を大量に含んで、しかも古くなったものに限る。

天然の油脂のうち、不飽和脂肪酸の最も多いのは魚油であり、次は植物油である。もっとも、同じ植物油でも、ヤシ油（パーム油）はむしろ例外であって、不飽和脂肪酸は10パーセントもない。ヤシ油が固形を保っているのは、飽和脂肪酸が多いことによる。

これらを予備知識として判断すると、過酸化脂質を多く含む食品として、魚の干物、煮干し、しらす、揚げせんべい、かりん糖、バターピーナッツ、ポテトチップスなどが思い起こされるだろう。こういう食品を食べることは、老化物質を食べるに等しい。

無論、同種のものにも個別的な差異がある。一般的に言えば、古いものほど悪い。魚の干物については、油ののったものほど悪いといえる。家庭でフライや天ぷらを揚げる時、油は次第に劣化してくる。この点を心配する向きもあるが、使い古しを何日も放置する場合はともかく、過酸化脂質の量は、加工食品と比較してはるかに少ない。

それにしても、口から入った過酸化脂質は、果たして消化管から吸収されるものであろうか。

これについての研究報告を見ると、消化管に収まった過酸化脂質の一部は、そのまま腸壁から血中に入る。また一部は親水性の二次酸化物に変化してから血中に入る。いずれにしてもそれらの吸収は悪く、むしろ、過酸化脂質が分解した形のものの方が吸収が良い。それらの二次酸化物および分解物は、酵素作用を抑制して代謝を阻害することによって、毒性を現すのだ。過酸化脂質そのものの作用については、すでに述べたところである。

インスタントラーメンは不飽和脂肪酸を含む食品であって、古くなったものは、当然のこととして過酸化脂質を持っている。直射日光を受ける店頭にさらされたインスタントラーメンは良くないといわれるが、これは、紫外線を受けて発生した活性酸素が、自動酸化のきっかけになることを意味している。

不飽和脂肪酸の過酸化物は高温で不安定な物質であるために、強く熱すれば分解する関係上、焼いた干物では、過酸化脂質の量がほぼ半減する。そこで結局、日なたのラーメンが最悪となることは、これが中毒事件を起こした事実が明らかに証明している。この時、毒性を表した犯人が、腸内で作られた過酸化脂質の二次酸化物や分解物であることは、容易に想像できるだろう。実は、冷凍マグロのトロも良くない。

フライパンの中の天ぷら油は、最初はきれいだが、だんだんに色が付いてくる。これを放置すると、嫌な臭いが出てきて、最後には黒っぽい色のタール状物質になる。自動酸化の進行次第で、いろいろな段階の過酸化脂質があると考えて良い。

過酸化脂質が嫌われるべきものだということは、揚げ物に使った古い油のことを思えば容易に納得できるだろう。ところがこの嫌な奴が、体内にも存在するのだ。いや、今でもできつつある公算は大きいのだ。

体内の過酸化脂質は、そのままの形で、あるいは数分子が重合した形で血中や細胞内にあるが、しまいにはタンパク質と結合して、細胞内に座り込む。これは褐色の不溶性物質で、顆粒の形を取れば「リポフスチン」である。

3　病気とビタミンE

発ガン物質

ガンの病巣が形成されるためには、イニシエーション（引き金）、プロモーション（後押し）の二段階の過程が必要である。イニシエーションの原因物質を「イニシエーター」といい、プロモーションの原因物質を「プロモーター」という。いわゆる「発ガン物質」はイニシエーターの別名であって、突然変異を起こす「変異原性物質」でもある。イニシエーターに属するものとしては、活性酸素、変異原性化学物質などをあげることができる。変異原性化学物質の例は、ジメチルニトロソアミン・アフラトキシン・タンパク質の焦げたもの・糖質の焦げたもの・ベンツピレン・塩ビモノマー・過酸化脂質・アスベスト・サッカリン・タバコの成分・フキノトウの成分・コーヒーの成分・ワラビの成分・DDT・トリハロメタン・各種抗ガン剤などがある。

ジメチルニトロソアミンは、ハム、ソーセージなどの発色剤として使われる亜硝酸ナトリウムと魚肉に含まれるジメチルアミンとの化合物である。アフラトキシンは、ピーナッツ・米などに生えるアスペルギウス属のカビの毒である。タンパク質の焦げたものといったのは、トリプトファン・リジン・グルタミン酸などの熱変性物を指している。ベンツピレンは排ガスやタバコの煙に含まれている。トリハロメタンは、消毒のために加えた塩素によって水道水中に生じた物質であるが、イニシエーター作用は極めて弱い。

放射線やX線による突然変異は活性酸素の発生による。

突然変異とは

突然変異の実体は、遺伝情報の変異である。それが起こるのは、遺伝情報の担い手であるDNAに、切断もしくは化学物質の付着、塩基の二量体形成などが生じる場合である。二量体形成は紫外線被曝によって起こる。

遺伝情報に変異が起これば、それの解読によって作られるタンパク質が異常になる。その結果、その細胞の働きに狂いが生じ、正常な営みができなくなる。その細胞は死ぬのが普通であるが、プロモーションを起こせば「腫瘍細胞」となる。

突然変異は生体にとっては不利な現象である。そこで、生体はDNAの損傷を修復する機構を備えている。人間の場合、修復機構はよく発達しているので、それが完全に働けば、ガンの心配はないことになる。

イニシエーターの主力は活性酸素であるが、これに対する生体側の手段は活性酸素除去酵素SODであって、人間ではこれもまたよく発達している。人間の寿命が長いのはこのことによるとさえ考えられている。ビタミンE、ビタミンC、ベータ-カロチンなどの十分な摂取があれば、活性酸素も恐れることはないだろう。

図⑪　突然変異の原因

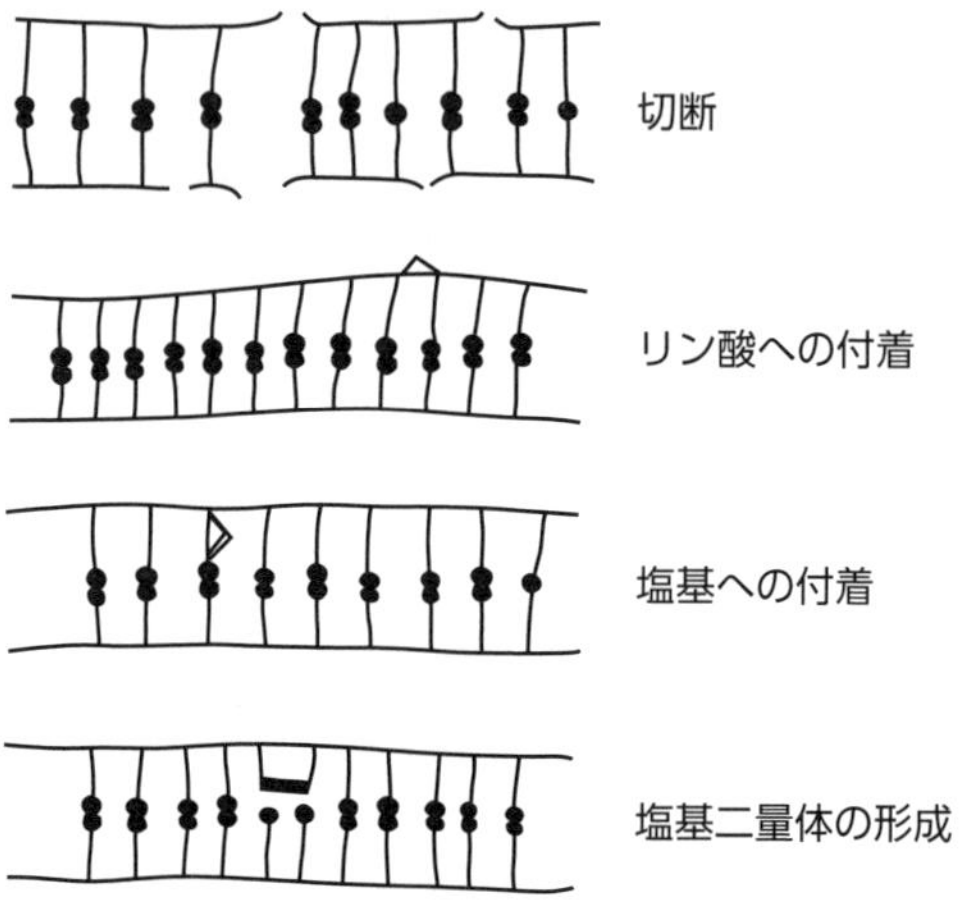

図⑫　発ガンの二段階

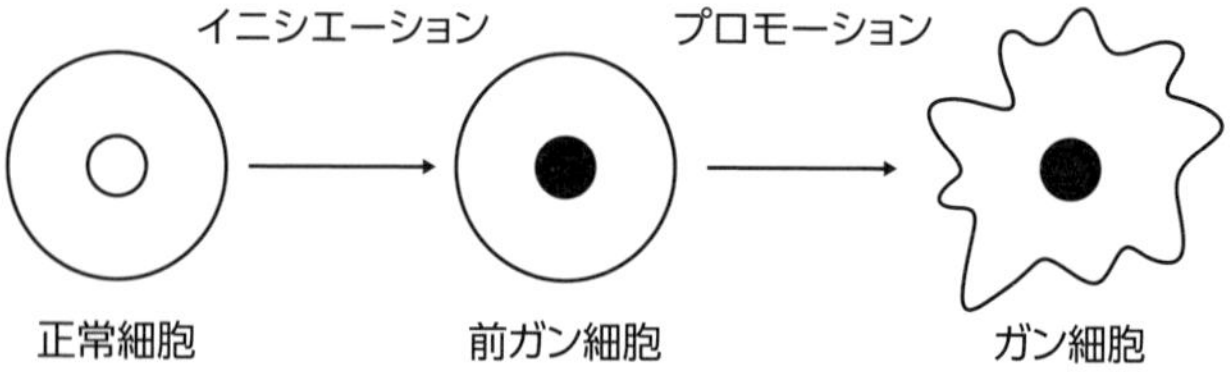

ガン遺伝子

正常細胞はそれぞれ一定の形をしているが、ガン細胞は形が崩れている。正常細胞には繊維状タンパクの作る骨格があって、それが細胞の形を決めているのである。ガン細胞では、骨格タンパクが壊れている。正常細胞の膜には、細胞分裂を抑制的にコントロールする機構があるのに対し、ガン細胞の膜にはこの機構がない。

人体の持つ数万の遺伝子のうち約20個が「腫瘍遺伝子」とされる。これは、発ガンプロモーターの設計図となる遺伝子といって良い。この遺伝子は、正常な状態では働きが抑えられている。この抑制調節を引き受けている調節遺伝子がある。これが突然変異を起こせば抑制が解除され、腫瘍遺伝子すなわちガン遺伝子が働き出すことになる。

腫瘍遺伝子の主な役割は、骨格タンパクを破壊する酵素を作ることである。これによって、突然変異を起こしていた細胞の形が崩れ、いよいよそれがガン細胞となって異常増殖を始めることになる。1985年の時点で、ガン遺伝子は23種発見されているが、その作用は、プロモーションのみならず、イニシエーションにも関わっているようである。

プロモーターとアンチプロモーター

プロモーターとして知られるものに、いろいろな化学物質もある。クロトンの木の実から取れるクロトン油、タバコの煙の成分、蜂蜜の成分、サッカリンなどである。脂肪の摂取量が増えると、胆汁酸が増えると同時にその成分が変化し、プロモーター作用を持つ胆汁酸が現れる。

発ガンプロモーターの特徴は、骨格タンパクの破壊の他に、活性酸素の発生、局所ホルモンのプロスタグランディンEの産生などである。そこで、活性酸素除去剤、プロスタグランディン産生抑制剤、またはその拮抗剤などが、プロモーションを抑える「アンチプロモーター」となる。そこで、アンチプロモーターを拾いあげるとすれば、ビタミンE、ビタミンC、ベータ - カロチン・牛乳・月見草油・アスピリン・インドメタシン・ステロイドホルモンなどが候補に上がってくる。牛乳や月見草油に含まれる脂肪酸ガンマ - リノレン酸は、プロスタグランディンEとなってプロスタグランディン2と拮抗する。インドメタシンやアスピリンはプロスタグランディンEの産生を阻止する。

なお、プロスタグランディンEは炎症につきものなので、炎症は発ガンプロモーションを助ける。インドメタシン・アスピリン・ステロイドホルモンなどの消炎剤がアンチプロモーターになるのである。手術には炎症が伴うという事実は、ガンの手術について考慮すべき問題となるだろう。

ビタミンAはアンチプロモーター

日本には胃ガンが多い。この原因は乳製品を摂る習慣がないことからくるビタミンAの欠乏とされている。ビタミンAは細胞分化に関わっているので、これが欠乏すると、上皮細胞が変形して扁平上皮細胞に関わってしまう。これは一種のプロモーションであろう。

上皮細胞は上皮組織の細胞であるから、胃壁だけのものではないが、胃の場合、このような変化があると、粘液の分泌がなくなり、機能障害を起こしてくる。要するに、ビタミンA欠乏があると、プロモーションが起こる。ビタミンAのアンチプロモーター作用は、動物実験でも証明されている。

口から入ったベーターカロチンの一部は、小腸壁で分解してビタミンAになる。従って、ベーターカロチンを摂ることは、二重の意味で発ガンを抑制することになる。

ガンとビタミンE

ビタミンEが活性酸素除去剤であることは、これがガンに対して極めて強力な武器であることを意味している。

亜硝酸塩とジメチルアミンとの結合によって、ジメチルニトロソアミンというイニシエーターが作られることをすでに述べたが、水に富む組織ではビタミンCによってこの合成が阻止され、脂肪に富む組織ではビタミンEによってこれが阻止される。

ビタミンCと共に十分なビタミンEを摂ると、糞便に含まれる変異原性物質の量が、10分の1から3分の1くらいに減ってしまう。腸内には、ウェルシュ菌などの作る変異原性物質の他に、食品に含まれていた変異原性物質もある。これらの量がビタミンによって減ったということである。

動物実験になるが、ビタミンE欠乏食を与えられたラットでは発ガンが促進される。タールとクロトン油をマウスの皮膚に塗ると、間違いなしにガンが発生するはずであるが、ビタミンEの投与によって、発ガン率が2分の1まで低下する。

ガンは予防できる

発ガン二段階説からすれば、ガンの予防は二段構えになる。第一は、発ガン物質を避けることである。ここで厄介なのは、絶対に避けられない活性酸素の発生である。これに対しては、ビタミンE、ビタミンC、ベータ - カロチンの摂取が適切である。

第二段ではアンチプロモーターの摂取である。ここにもまた、ビタミンE、ビタミンC、ベータ‐カロチンが役割を持つ。ビタミンAも良い。牛乳を飲むのも、ガン予防への道であろう。

発ガン物質が2000種を超えているというのに、我々の多くがガンを免れているのは、プロモーションというものがスムーズに進行しないことによる、と考えて良かろう。ガンの予防はアンチプロモーターを中心に置くべきである。

胃潰瘍

人体は60兆個の細胞の集団である。その膜の主成分はリン脂質であって、その分子は不飽和脂肪酸を持っている。

従ってそれはビタミンEのような抗酸化剤がなければ、自動酸化を開始する宿命を担っている。細胞の膜も細胞内小器官の膜も、いわば時限爆弾のようなものなのだ。

細胞膜の不飽和脂肪酸が自動酸化を起こすと、その部分が膨らむ。そして、それが進行すれば膜は破れる。自動酸化は連鎖反応の形を取るから、パンクの確率は高い。

組織の表面の細胞がパンクすれば、そこはただれる。この状態を「潰瘍」という。

胃潰瘍の場合、胃壁の細胞の膜が自動酸化を起こし、そこに過酸化脂質ができたことによってその部分がパンク事故を起こしている。すでにパンクした細胞は、その程度にもよるが、廃物になるのが運命と見て良かろう。

このように、細胞の死んだのはリンパに含まれているマクロファージなどによって清掃されるはずであるが、自動酸化が続行していれば、潰瘍は進行し、清掃しても、清掃しても、追いつかない。この時、胃潰瘍という定常的な病変が定着すると考えて良かろう。

無論、パンクした細胞の後片付けが終われば、下層の細胞が分裂して、新しく表層の細胞を作る順序だが、これがまた自動酸化の犠牲になるかどうかが問題だ。そしてそのどちらの道をたどるかは、ビタミンEの有無によって決まるのである。このビタミンには、自動酸化の連鎖反応を食い止める抗酸化作用があったではないか。

毎月1回のレントゲン検査を申し渡されていた胃潰瘍が、1瓶の小麦胚芽油で治った例もある。もう手術の必要なしと、医師によって太鼓判を押されたのである。

溶血

赤血球に収まっている血色素ヘモグロビンが血漿中に出ていく現象を「溶血」という。溶血が起きれば、赤血球は酸素の運搬に支障をきたすので、貧血が起こる。これが「溶血性貧血」である。

１９６０年代、宇宙飛行の歴史の初期、地球に帰還したジェミニ飛行士に溶血性貧血が見られた。当時アメリカでは、ビタミンEを必須の栄養素とし、成人男子の一日必要量を15国際単位としていた。宇宙食にはそれだけの量のビタミンEが添加されていたのである。それにも関わらず溶血が起きたということは、ビタミンEの不足があったから、と考えなければならない。１９６９年以後、宇宙食に添加するビタミンEが増量されたので、宇宙飛行士の貧血はなくなった。

宇宙船内の空気は酸素濃度が高い。そのため活性酸素の濃度も高くなる。これが赤血球の膜を破壊して溶血を起こしたのである。

赤血球の膜は、十分なビタミンEがないと自動酸化を起こして、溶血に至るのである。

神経障害とビタミンE

低密度リポタンパク（ＬＤＬ）という名のタンパク質が血中にある。このものは、コレステロールやビタミンEを運搬することができる。ところが、このＬＤＬの不可欠成分であるアポタンパク体Bを、遺伝的に欠く人がいる。この患者では、血液に運ばれるビタミンEの量が不足し、その欠乏症を起こす。それからくる異常は全身的であるはずだが、自覚的に顕著なのは神経病状である。それはすなわち、網膜色素変性症、網膜機能低下、運動神経伝達速度低下、運動失調などだ。患者の3分の1は、10歳になるまでに神経障害を起こし、20歳になるまでに運動失調を起こすといわれる。

このような場合、幼児期から大量のビタミンEを投与—必要ならば筋注によって—すれば、症状は改善される、と報告されている。

このような患者は稀であるが、この事実は、ビタミンE神経系に対する効果を物語るものである。それが、抗酸化作用によるのかどうかは分からないが。

肝臓・腎臓とビタミンE

先には、過酸化脂質および、それとタンパク質との結合体であるリポフスチンが登場したが、この系統の物質には、過酸化脂質の二次酸化物や分解物などがある。これら有害無益な物質群は、細胞内でどんな運命をたどるのであろうか？

細胞内小器官は、過酸化脂質・二次酸化物・分解物・リポフスチンなどの不要ないし有害な物質に対して、若干の処理能力を持つと考えて良いだろう。加水分解酵素によって分解することもあろうし、能動輸送によって排出することもあるだろう。能動輸送とは、濃度の小さい方から大きい方へと物質を輸送する生理作用のことだ。

例えば、心筋内のリポフスチン量の加齢による増加は、10年に1パーセントほどしかなく、あまりに小さいというような事実を取っても、過酸化脂質ないしリポフスチンは、一方においては生成し、一方においては処理され、その量の差が蓄積していくと推察される。

高齢者の肝臓には、「暗細胞」と呼ばれる黒ずんで萎縮した細胞が見られる。これは、過酸化脂質、リポフスチン、二次酸化物などの大量沈着によって、本来の機能を喪失した細胞であろう。

ネズミを使っての実験によれば、3ヵ月間のビタミンE投与によって、暗細胞はなくなる。この現象を解釈するにあたって、ビタミンEが新たな過酸化脂質の生成を阻止している間に、生体固有の代謝が、この有害無益な物質の始末をしてくれると考えるのが、生体のメカニズムに対する正当な見方ではなかろうか。

いずれにせよ、暗細胞の出現によって老化の印を示した肝臓は、ビタミンEの投与によって機能を回復するのである。従って、少なくともこの場面にライトを当てれば、ビタミンEを若返りのビタミンと評価することができる。

PCB中毒によるカネミ油症においても、麻酔剤ハロセンを投与した場合、血中コレステロール降下剤クロフィブレートを投与した場合、解熱剤アミノピリンを投与した場合などにも、肝臓に過酸化脂質の増加が見られる。そしてこれは、ビタミンEによって抑制される。

ネズミの実験であるが、ビタミンEを与えずに低タンパク食を与えると、肝臓に急激な壊死が起こる。この時過酸化脂質の生成が見られる。なおビタミンEが不足すると、腎臓の尿細管の上皮に変性が起こる。

肝臓病患者の心得

肝臓を悪くした場合、その原因を除去するための処置はいうまでもないが、ビタミンEの服用以外にも注意すべき点は多い。

肝硬変などで入院すると、アミノ酸などの点滴が行われる。

一方、病院の肝臓病患者のための食事は、原則として低脂肪食である。脂肪の消化にあたっては胆汁が要求されるが、これは肝臓で作るものである。従って、摂取する脂肪が多ければ肝臓に負担が掛かるのである。

肝機能が低下すると倦怠感がひどい。従って病院ではベッドに横になる。このような水平の姿勢を取ると、内臓を循環する血液の量は、立位の2倍を超える。ほとんどの病気は、血液による酸素や栄養物質の供給が多いほど条件が良くなる。ベッドに横になってビタミンEを摂るのがこの場合好ましい。

普段から十分なタンパク質とビタミンB_2・Eを摂っていれば、肝臓病にはなりにくい、と考えて良いだろう。

高血圧

我々にとって不飽和脂肪酸の摂取は不可欠のことであって、生まれてから死ぬまで、各人は過酸化脂質につきまとわれ、悩まされる。心筋に沈着したリポフスチンの量が、10歳未満の幼児においてさえゼロではないことを思えば、老化を気にする人には恐怖だろう。

過酸化脂質の体内蓄積は加齢と共に増加し、しまいにはとうとう成人病という名の症状を表してくる。それを契機として医師に掛かるというのが、ありふれた経過であろう。

今日の医療、特に健康保険的医療は、対症療法を主とする。血圧が高ければ降圧剤の投与という図式が、完全に定着している。ということは、高血圧が過酸化脂質によって起きたとしても、過酸化脂質の増加を防止する手段などを取る医師はないということである。当然の帰結として、過酸化脂質の問題は、医師の視野の外にはみ出しがちだ。

米人N氏の口からじかに聞いた話だが、一人の動脈硬化による高血圧患者がいた。幸か不幸か、この人は過酸化脂質に注目する米人医師に掛かった。この医師は大量の植物油の摂取を指示した。患者は食生活を指示の通りに改めてみたところ、症状はかえって悪化し、ついに医師の手に負えなくなった。

患者はこの時点でビタミンEについての情報を聞き込み、食生活を元に戻し、ビタミンEを摂って、あやうく廃人への道を免れたという。

その患者に、過酸化脂質と動脈硬化との関係についての知識があったかどうか、私は知らない。しかし、何も知らなくても、掴んだ藁《わら》が病気に効く場合があるので、本当のことを言うと、好ましくない混乱が起きる。味噌もクソも一緒の混乱の中で、ちゃんとした選択ができるためには、相当な理論が必要になる。そうなると、新しい用語がポンポン出てくる、ややこしい理屈はこねる、ということにならざるを得ない。ひとえにご辛抱を願うのみだ。

血管の問題、血液の問題

さて、過酸化脂質は、そのものとして食品に含まれたまま口に入り、消化管から吸収されて血中に入る場合もあり、組織の細胞内で発生する場合もある。いずれにしても、血液に混じれば、その粘度を上昇させる。血液が粘ついてくるということだ。

糖尿病患者の血液中には過酸化脂質が多いが、これが血液の粘度を増大させ、その結果として、小動脈や毛細血管の中の血行が悪くなると考えることができよう。糖尿病合併症のうちに、小さな血管に起こる血行障害によるものが見られるが、その原因が毛細血管壁の肥厚にあるとして、血液の粘度からも説明できるのではあるまいか。

血行の問題は、血液による酸素や栄養物質の輸送が十分に行われるかどうかに関わる。従ってそれは、一面において血液の問題であり、一面において血管の問題である。具体的に言えば、それは血液に溶けた酸素や栄養物質の量、血液の粘度、血管の内径、血管壁の弾力や強度などの問題に帰着するだろう。

ここにおいて、動脈壁の硬化、すなわち動脈硬化と呼ばれる変性がクローズアップされる。正常な動脈は、弾力に富むゴム管に例えられる。ここに心臓が血液を拍出すると、血管壁はその圧力に逆らうことなく、自然に膨れる。これが完全に行われれば、心臓の収縮期における血圧は、さほど高くならないで済むはずだ。

動脈壁が少しでも弾力を失えば、血液の圧力に応じて、これが必要なだけ太くなることができない。従って、心臓の収縮期血圧は、必然的に高くなる。ゴム管が鉄管に化けたようなものだ。

弾力に富む血管は、血液の拍出がやめば、自然に細くなる。無論、この拡張期の血圧は低くなるが、収縮期の2分の1以上の圧力を保つ。この圧力によって、動脈血は毛細血管に向かって流れてゆく。心臓の拡張はポンプの吸引作用に相当するが、このマイナスの圧力は、動脈には伝わらない。

こういうわけで、心臓の周期的な収縮によって動脈に送り込まれる血液の圧力は、周期的に変動することになる。血液の圧力が高い時、血管は膨らみ、圧力の低下につれて血管はしぼんでいく。心臓の周期的運動は、血管の内径の周期的変化を起こすことになる。この血管の運動を「脈波」という。

動脈硬化のレベル

慈恵医大の吉村正蔵教授は、動脈硬化のレベルを客観的に把握する手段として脈波に着目し、国際的な評価を受けるような業績を上げた。その理論を紹介しよう。

血管壁が十分な弾力を持つ場合、血管の内径の変動は大きく、その運動は遅い。ゆっくり太くなり、ゆっくり細くなる。逆に、血管壁が硬化している場合、血管の内径の変動は小さく、その運動は速い。たちまち広がり、たちまち狭くなる。

この違いは、脈波が血管に沿って伝わる速度の差となって現れる。弾力に富む正常な動脈では、脈波速度が小さく、硬化した動脈では、脈波速度が大きいのだ。このことは、脈波速度を測定すれば、動脈硬化度が分かることを意味する。そしてこの関係は、死体解剖所見で確認された。

調査結果では、脈波速度が毎秒７４０センチ以下の場合には、動脈硬化がほとんど認められず、毎秒９５０センチを超える場合、74パーセントの人に明瞭な動脈硬化が認められたという。

そこで脈波速度を低下させる方法はないか、という問題にぶつかる。

吉村教授は、動脈硬化と診断された40歳以上61歳までの患者から、症状のない人を無作為に31名だけ選んで、それに毎日３００ミリグラムのビタミンＥを投与することにした。一方、それと比較する必要上、32名の対照群を作った。

この実験は2年間にわたったが、その結果は見事であった。ビタミンEを服用しなかった人たちの脈波速度を見ると、1年後には平均毎秒21センチだけ速くなり、2年後には平均毎秒45センチも速くなった。一方、ビタミンEを服用した人たちの方は、1年後には毎秒34センチも遅くなり、2年後には平均毎秒26センチだけ遅く、結局、脈波速度は、ビタミンEを利用するかしないかによって、1年間では平均毎秒55センチ、2年間では平均毎秒71センチもの大差のつくことが明らかになった。要するに、ビタミンEによって、動脈硬化は改善され、血管は若返ったわけだ。

この数字を見て、ビタミンEの2年間服用が、1年間服用ほどの効果のない点に疑問を抱く向きもあろうが、脈波速度が大きくても、動脈硬化と認めにくいケースが26パーセントもある事実から判断できるように、事柄は単純でないのである。

一般的にいえることであるが、人体を実験対象とする場合、個々人の食生活の管理までは手が届かない。従って、この実験の場合でも、必須脂肪酸を含む不飽和脂肪酸の摂取量に、大幅な違いがあったであろう。それに、栄養上の体質的な個体差もある。この脈波速度の実験において2年後の成績に疑問が残るのは、血管の弾力を決める因子として、ビタミンE以外に有力なものがあって、それがこの時期になって、影響を表した結果もあり得るという点である。

コレステロール伝説のあやまり

動脈硬化といえばコレステロールを取り上げるのが、今日の常識になったようだ。いろいろな方面の常識が、音もなく崩れ去ったように、生理学上の常識にも、足元の怪しくなったものが少なくない。分子レベル、細胞レベルで、生体の機能が解明されるにつれて、古いものは清算される運命にある。コレステロール伝説はその類である。これを最も大量に含む食品は卵だから、卵には手を出さないと、いかにも理論に忠実であるような顔をする人に、私はよく出会う。この伝説の根拠は、動脈硬化を起こした血管壁にはコレステロールの沈着が見られる。従って、コレステロールを摂取することは、動脈硬化につながる、という短絡的論理が、そこにはある。

では反論するが、コレステロールを絶対に摂らないようにしたら、動脈壁にそれが沈着することはないのだろうか。

コレステロールは動物細胞の膜成分であって、植物細胞にはない。従って、菜食一辺倒にすれば、コレステロールを口に入れずに済むわけだ。ところが、動脈硬化は菜食主義者にも見られるという事実がある。このことは、コレステロール伝説をくつがえすのに十分な根拠を与えるのではなかろうか。

第一にコレステロールが、副腎皮質ホルモン・性ホルモンなど、いわゆるステロイドホルモンの原料であり、ビタミンDの原料でもあって、人体にとって必須の物質であることを知っていなければならない。そのため需要が多く、食品から摂る量の2～5倍の量を必要とする。これは、肝臓をはじめとする全細胞で絶えず作られているものだ。卵を食べればコレステロールが血中に入るが、そのための血中コレステロール値の上昇は、ほとんどないのが普通である。少なくともそこには、肝臓などにしばしの休養を与え得るというメリットがある。

いずれにせよ、欧米人よりコレステロール摂取量のはるかに少ない日本人に、動脈硬化は少ないかというと、決してそうではない。動物実験で動脈硬化を起こさせようとすると、ウサギのような草食動物で、たちまち成功するが、ラットのような雑食動物では、抗甲状腺ホルモンの投与など、特別な工夫を加えない限り成功しない。

ウサギやネズミと一緒にされては困るという人もあろうが、そんな文句を言っていては、すべての動物実験が無意味になって、医学者は人体を実験台にせざるを得なくなり、人道問題が学問の行く手を阻むことになってしまう。

胆石とビタミンE

コレステロール伝説は、1908年から1910年にかけて、ロシアのアニチコフが行ったウサギの実験から出発したもので、世間にさまざまな影響を与え、問題を投げかけてきた。

我々が食品から摂るコレステロールの量は一日0・3〜0・5グラムにすぎず、必要量は1〜1・5グラムにのぼるので、肝臓を筆頭に、血管壁や感覚器を除くとほとんどすべての器官で、これは合成されている。なお、これの原料は、ブドウ糖と脂質とであって、それが10段階の代謝によってコレステロールの形になる。

コレステロール合成を行う細胞では、遺伝子DNAの指令によって、コレステロール合成酵素を作る。この指令は、血中コレステロール値が一定の値を割った時、それに応じて発せられる。体内のあらゆる調節は、このようなフィードバックシステムの遂行することころであって、これはその例である。

血中コレステロール値が正常値を割ると、その情報は、合成を担当する細胞の合成酵素調節遺伝子に伝えられる。すると、そこではコレステロール合成酵素を作り、それによってコレステロールを合成し、血中コレステロール値を一定に保とうとする。

いずれにしても、コレステロールは重要な物質であるから、血液は常に一定濃度のそれを保持する仕組みになっている。血中コレステロール値の上昇は、食品のせいではなく、むしろコントロールシステムの問題であろう。

心労、疼痛、苦痛などのストレスがあれば、大量の副腎皮質ホルモンが要求される。従って、血中コレステロール値はとかく低下する。

反対に、コレステロールの消費がにわかに減退するような事情がある時、血中コレステロールは上昇気味になる。この時、過剰コレステロールは、胆汁に溶かされて十二指腸に捨てられる。これをスムーズに遂行する役割の一端は、ビタミンEが負っている。

コレステロールの排出がスムーズにいかないと、それが胆嚢までいって、そこに溜まって固形化するケースがある。それがコレステロール胆石である。ビタミンEがあれば、このような現象は起きにくいと考えて良かろう。

血中コレステロール値が正常値より低くなると、いったん十二指腸に捨てられたコレステロールが、腸管壁から再吸収される。

１９８５年、京都大学第二外科の斉藤徹氏らのグループは、ビタミンEの投与が、実験動物ハムスターの胆石形成を予防し、治療薬「デオキシコール酸」の副作用を軽減すると報告した。

いわゆる善玉と悪玉

コレステロールはリポタンパク（脂質タンパク）によって血中を運ばれる。肝臓から血管壁に向かう輸送にはＬＤＬ（低密度リポタンパク）が当たり、血管壁から肝臓への輸送にはＨＤＬ（高密度リポタンパク）が当たる。

ＨＤＬは善玉、ＬＤＬは悪玉とよく呼ばれている。ＨＤＬはリン脂質に富む。

血管壁にはＬＤＬのレセプター（受容体）がある。これに捕まったＬＤＬは細胞に取り込まれ、酵素によって分解してコレステロールを手離す。このコレステロールは生体膜の構成成分となる。この時余剰のコレステロールの一部は血中ＨＤＬに渡され肝臓に運ばれて胆汁酸になるが、一部はその場で脂肪酸と結合し、コレステロールエステルとなって沈着する。ＨＤＬはＬＤＬがレセプターに結合するのを抑制する。

ＨＤＬの量はアルコールや適度な運動によって、ニコチン酸やパントテン酸の摂取によって増加する。ＬＤＬは適度な運動によって減少する。

血中ＬＤＬが異常増加すると、血管壁内部のＬＤＬが増え過ぎ、リゾゾーム酵素によるコレステロールエステルの分解が間に合わず、それが沈着することになる。

動脈硬化の正体

さて、動脈硬化の正体は何であろうか。それとコレステロールとは、いかなる関係にあるのであろうか。コレステロール以外にも、何らかの因子が存在するのであろうか。

カルシウムといえば、それが骨や歯に集中的に沈着している元素である。これがよその部分に沈着するのは正常でない。ところが、硬化した動脈壁には、しばしばカルシウムが沈着している。これがまた、ビタミンEによって追い出されるのだ。ついでにいえば、老人の腎臓には、とかくカルシウムの沈着が見られるが、これもまたビタミンEによって追い出されることが知られている。

動脈に沈着したカルシウムは、硬化の主因ではなくても、大局から見て、それは好ましくない変性といわざるを得ない。老化の指標として過酸化脂質ないしリポフスチンを取ることが許され、しかもなお、カルシウムの沈着が過酸化脂質、リポフスチンの沈着量に比例するという事実があったとするなら、動脈壁や腎臓のカルシウムが、何かの形でこれらの老化物質に結合していることが予想される。

このような脈絡をたどることが許されるならば、過酸化脂質ないしリポフスチンの分解を助けるビタミンEに、動脈壁や腎臓などに沈着したカルシウムを追放する作用があって当然、という論理になるだろう。

さて、動脈硬化につきもののように登場するコレステロールについては、どう考えるべきであろうか。この問題を説くにあたっては、動脈の硬化が、動脈の弾力低下の意味、と解する必要がある。

遊離コレステロールが生体膜正常化のために必要な構成成分であるのに対し、コレステロールエステルが沈着物にすぎないことを理解する必要がある。

動脈硬化に対するリノール酸などの不飽和脂肪酸の効果は、動脈内皮細胞の膜に、不当に沈着したコレステロールエステルを放逐することにある。コレステロールエステルは、膜の弾力を低下させる物質の一つであろう。一方、ビタミンEの効果は、膜を構成するリン脂質の自動酸化の防止にある。自動酸化によって生じた過酸化脂質は、周囲のタンパク質と結合して、膜の弾力を低下させるのであろう。

硬化した動脈にコレステロールエステルの沈着が見られるのは事実であるが、この沈着量と、血中コレステロール値とは無関係であることも事実である。コレステロール伝説は、すでに引導を渡されたのだ。

間歇性跛行症

不幸にして動脈が硬化すると、さまざまな障害が潜在化し、あるいは表面化する。弾力を失った動脈では、心臓の収縮期の血圧が異常に高くなる関係上、太い血管の中では血流速度が大きくなる。このことは、脈波速度の増大という現象にも現れている。

一般に、血液のような流体が管の中を流れる場合、血管壁との間の粘性抵抗は速度に比例する。従って、硬化した太い動脈を流れる血液は、大きな抵抗に出合う。その関係上、血圧の高いことは、全身を血液が循環する時間を短縮することにはならない。高い血圧を作るために、心臓に余計な負担が掛かるばかりであって、骨折り損のくたびれ儲けの形になる。要するに、血圧が高いからといって、血行が良くなるわけではないということだ。

さらに良くないことは、動脈硬化のある場合、血中に過酸化脂質があり、また、粘質多糖体と呼ばれる化学物質が管壁から分泌されるという2点である。結局、両者のあることによって、血液は二重に粘ついてくる。

それらを総括すると、動脈硬化は直ちに血行障害を意味するとして良い。事実、動脈硬化との診断を受け、何の症状もないのに医師に掛かっていた人が、突如として何かの病気になるケースが珍しくない。

ある無症状の動脈硬化患者が、ある日突然「間歇性跛行症《かんけつせいはこうしょう》」に見舞われることがある。この病気は、腓腹筋すなわちふくらはぎの筋肉に激痛を発して、跛行せざるを得なくなる病気である。我慢して歩いていると、痛みがひどくなり、その場に座り込むようなことになる。数分間休んでいると、痛みは軽くなり、跛行すればどうにか歩けるようになる。しかし、少し歩くうちに激痛がぶり返して、また歩けなくなる。この周期性に対して、間歇性という古風な名称が付けられたわけだ。

同じ間歇性跛行症といわれる病気も、軽症の場合はこれほどではない。足がスムーズに前へ出なくなるとか、足を引きずるようになる程度で済むので、日常生活に重大な支障をきたすほどのことはない。ただ、放っておけば悪化の恐れがある、ということになりかねない。

間歇性跛行症の、重症患者と軽症患者の血液を比較してみると、赤血球の中の過酸化脂質の量に差のあることが分かる。１～３年間の追跡調査の結果を見ると、軽症であっても過酸化脂質の量の多い人は、悪化の傾向をたどる。赤血球中の過酸化脂質の量が、間歇性跛行症の軽重の目安となるのである。

この血液検査にあたって、中性脂肪やコレステロールの濃度を調べてみると、それらの値が、症状の軽重とも、症状の推移とも、相関関係のないことが分かる。

当然のことであるが、足の筋肉は、その活動レベルに応じた量の酸素を要求する。従ってそれは、歩行というような運動を起こした時には、休止している時とは比較にならないほど大量の酸素を消費しなければならなくなる。これの供給が不十分であれば、筋肉は活動を停止せざるを得ない。

この時の筋肉は、ただ休養を取れば他に問題はないかというと、そうではなく、疼痛を発してくる。それは、酸欠による痙攣を伴っておとずれる。

こんな病気は奇病だろうと、読者諸君は思うかもしれない。ところが、それが近年になって急増の傾向を見せている。歩くことが少なくなったのが原因ではないかと言われるのだが。

一般に、よく使われる筋肉では筋繊維が太くなるものである。これを、筋肉で発達したというのだが、この時は血管も太くなっている。酸素や栄養物質の需要の増大に見合う輸送を可能にするために、血管も発達するわけだ。こうして太くなった足の血管の持ち主は、余程のことがない限り、間歇性跛行症に罹ることはない。

アイソメトリックス

ところで、硬化した動脈は、単に弾力を失うばかりでなく、血液の粘度を高め、血管壁が肥厚する傾向がある。粘質多糖体が、コレステロール、中性脂肪などを吸いつけた結果である。

このようにして、弾力の低下した動脈は、内壁に垢がこびりついたような具合に、とかく狭窄を起こす。重症間歇性跛行症の起こるのは、足部の動脈が硬化した上に、内径が細くなった結果であろう。

読者諸君は、間歇性跛行症が動脈硬化からくるものならば、こういう患者では、血中コレステロール値が高いのではないか、という疑問を持つかもしれない。しかし、血中過酸化脂質濃度や血液粘度の上昇はあるがコレステロールにも中性脂肪にも、異常は見つからない。

間歇性跛行症の病理から考えると、足の筋肉を発達させ、血管を太くしておけば、発症しにくいはずである。この目的のためには、ランニングも良いが、運動具を使うのも有効である。どちらも抜きで筋肉を発達させようと思ったら、足の筋肉を全力で6秒間緊張させる方法を工夫したら良い。これを「アイソメトリックス」という。

アイソメトリックスとは、筋肉の長さを一定に保ったままこれを緊張させる行為であって、それを全力に近い力で行うことによって、筋肉は一過性の窒息を起こす。血流が止まるためである。これを6秒間持続すると、筋肉タンパクの部分的崩壊が起き、結果として、前より太い筋繊維が作られる。

筋肉を発達させるための最も合理的な手段はアイソメトリックスであろう。

脳梗塞の発症

動脈硬化の起きた血管の内皮細胞は、正常でないはずだ。それはすなわち、そこの細胞膜に異状のあることを意味する。第一は、膜のリポイドのコレステロールが、異常に多くなっている場合であり、第二は、膜の自動酸化によって、膜が肥厚し、あるいはパンクしている場合である。

第二の場合、そこには過酸化脂質ができている。その過酸化脂質は組織のタンパク質と結合するが、この現象は酵素活性阻害につながる。というのは、酵素はタンパク質であり、酵素活性はタンパク質の構造によって定まるからだ。動脈内皮細胞の酵素活性が低下すれば、この血管の機能の一部は喪失するはずである。そのことはおそらく、動脈壁の弾力低下の要因の一つともなろう。

動脈内皮細胞の損傷があれば、内皮下組織に血液がじかに接触することになる。そして、そこから分泌される粘質多糖体に、血小板が粘りつく。

　ウサギにアラキドン酸を静注すると、それは急死する。その血管を調べてみると、血栓が発見される。死因は血栓症であったのだ。アラキドン酸の代わりにトロンボキサンA_2を静注すると、ラットは死ぬ。

局所ホルモン

　血小板凝集が起これば血栓ができるわけだが、この凝集を促進する物質として不飽和脂肪酸アラキドン酸から誘導されるトロンボキサンA_2があり、凝集を抑制する物質として、やはりアラキドン酸から誘導されるプロスタグランディンI_2、ガンマ-リノレン酸から誘導されるプロスタグランディンE、エイコサペンタエン酸から誘導されるプロスタグランディンがある。血栓症の原因となる血小板凝集の鍵を握るものはそれらの「局所ホルモン」である。この生成はフィードバック機構にコントロールされているはずだから、ビタミンEの関与は十分に推察できる。

　エイコサペンタエン酸を含む魚を常食にしているエスキモーに脳梗塞のほとんどないことが知られている。牛乳や乳製品、月見草油などによってガンマ-リノレン酸を摂ることは、血栓症の予防に役立つはずである。

　条件が良ければガンマ-リノレン酸はリノール酸から、エイコサペンタエン酸はアルファ

ｰリノレン酸から作られる。なお、アラキドン酸は豚肉や卵に含まれている。

動脈硬化症や糖尿病の患者では、トロンボキサンA_2産生能が亢進し、プロスタグランディンI_2産生能が低下している。

動脈内皮が平滑筋繊維の異常増殖によって隆起した時、「アテローム」（粥状硬化）ができたという。アテロームは粘ついているので、血小板、赤血球、白血球などを集めて次第に肥厚してゆく。当然の結果としてここには、血小板の成分である中性脂肪やコレステロールも含まれる。この部位で、血管は特に狭窄し、血流の動圧をまともに受ける。アテロームが大きくなって血管をふさぐ現象を「梗塞」という。脳梗塞、心筋梗塞などがよく知られている。

脳梗塞は血栓症である

血栓が小さい時、それは、脳のごく細い小動脈をふさぐ。この時、症状は軽い。目眩、吐き気におそわれるくらいで済む。これは、丸一日も寝ていれば治まる。小さな血管なら、詰まってもすぐにバイパスができるからだ。

太い血管に血栓が詰まると、バイパス工事は間に合わない。応急のバイパスはできるだろうが、細すぎて、太い血管の代用はできかねる。そこで、梗塞を起こした動脈の守備範囲の組織は死滅してぶよぶよになる。これが壊死であり、軟化である。

脳軟化に見られる壊死部分は、その機能を喪失する。それが言語中枢にあれば、言語障害が起き、運動中枢にあれば運動障害を起こす。

血管バイパス工事がうまく進行し、リハビリテーションが成功すれば機能は回復するが、アテロームの形成する条件が改善されなければ、梗塞が再び起きないという保証はない。再三の追い打ちでついにダウンというケースは、よく聞くところである。

そこでいよいよビタミンEの出番になるのだが、動脈壁へのコレステロール沈着の条件を考慮すると、ビタミンCもAもタンパク質も忘れては困ることになるだろう。ストレス回避の努力も禁煙も必要である。

脳梗塞とビタミンE

ビタミンEといえば、その抗酸化作用にまず着目しなければならないが、これによって不飽和脂肪酸の自動酸化が抑制を受け、従って、過酸化脂質の生成が不可能になるという論理は、すでに読者諸君の頭に定着したことと思う。これについて、ここに二つの具体例を示す。

第一は、ビタミンE含有量の低い飼料をウサギに与えると、アテロームが発生するという事実である。第二は、32歳から91歳までの人の大動脈解剖所見によると、アテロームの程度と動脈壁中の過酸化脂質の量との間に、極めて高い相関関係が存在するという事実がある。

これらの知見を比べた時、ビタミンEがアテロームを予防し、血栓症、さらに脳梗塞、心筋梗塞の予防に対して、ほぼ決定的な役割を演じると考えざるを得なくなる。

脳卒中には、脳梗塞と脳出血の二種の原因があるが、この、日本で死亡率の第2位にある病気の一つが、ビタミンEによって完全に予防できるといえるのである。

そこで、すでに起きたアテロームないし脳梗塞に対して、ビタミンEが何らかの有効性を持つかどうか、という問題が出てくる。

血液が、外傷によって皮膚表面に出た場合は、いち早く凝固してもらいたいか、血管内で凝固しては困る。血栓―梗塞という不幸な図式があるからだ。無論、このような配慮は自然にもあって、血液の粘度を低下させ、凝固に対抗する物質ヘパリンが、肝臓や血管壁で作られている。これは粘質多糖体の一種である。

ところで、ビタミンEにはヘパリン様作用があることが知られている。ビタミンEを含む血液は、さらさら流れるということだ。そういう事情があれば、ビタミンEの大量投与によって、血小板凝集が解除の方向に向かうことも、十分に推察できる。

この関係は、一方において、アテロームがすでにできている場合の、ビタミンE投与のプログラムに問題を投げかける。

粘度の低下した血液が、アテロームを表面から徐々に解除すると決まっているなら警戒の必要はないが、もしそれが、大きな塊となって血管壁を離脱して流れ出したら、わざわざ血栓を作ったことになる。この現象を考慮に入れると、ビタミンEの最初の投与量は多くない方が無事、ということになる。無論、少量では効果が期待できないので、状態を注意深く見守りながら、少しずつ次第に増量していく方法を取るのが望ましい。

ところで、アテロームが生じた場合、その部位にも血液にも過酸化脂質がある。ビタミンEの投与によってこれが減少することは、東大第一内科の内藤周幸氏によって確認されている。こういう事実があれば、ビタミンEやリノール酸などの不飽和脂肪酸の積極的な利用によって、動脈が完全に正常に戻る可能性があると見て良かろう。

大動脈の老化過程では、管壁へのカルシウム沈着がしばしば起こる。この〝石灰化〟がビタミンEによって改善されるという事実も確認されている。

脳梗塞の多発は、食品加工のいき過ぎのために、ビタミンEの含有量が低下したことによるとの説も、傾聴に値しよう。

脳軟化症

ビタミンE欠乏食を与えられた動物では、血中過酸化脂質濃度が高くなるが、ここにさらに過酸化脂質を静注すると、「脳軟化症」が発症する。

過酸化脂質による脳軟化症発症のメカニズムは、次のようなものと考えられる。

末梢循環障害があれば、そこの組織は低酸素状態に陥る。そこで嫌気的解糖が始まって、乳酸ができてくる。その結果、組織が酸性に傾き、リゾゾーム酵素が活性化される。それで、ミトコンドリアやミクロゾームの膜が破れ、生体膜を作っている多価不飽和脂肪酸が遊離し、容易に酸素を吸収して、過酸化脂質となる。これが血小板凝集を亢進させ、脳梗塞を起こし、脳軟化症を起こす、と考えて良いだろう。これもまた、ビタミンEやビタミンB_2の抗酸化作用によって、防止される性質のものである。

ビタミンEが欠乏すると脳軟化症でなくても、前に述べたように、神経障害が起こる。「歩行障害」、「眼筋麻痺」などを、その例として付け加えておこう。

未熟児網膜症

近年、未熟児網膜症という病気が問題になっている。酸素を与えた保育器の中の未熟児が、いつの間にか失明する病気である。高濃度の酸素は活性化しやすく、その活性酸素が網膜を障害したのだ。

これについては、動物実験が行われている。90~95パーセントの酸素を含むタンクにウサギを入れておくと、網膜に過酸化脂質が発生する。そしてその量は、12時間で最高になる。この時点まで、網膜の感光物質「視紅」の量は変化しないが、12時間を過ぎるとこれが減り始めて、48時間後にはゼロになる。そこで、網膜の機能は失われ、失明ということになる。

このウサギの網膜を調べてみると、血管の障害、視細胞の配列の乱れなどが見つかる。そして、網膜全体が膨化している。血液によって網膜に運ばれた活性酸素が、そこのタンパク質を変性させた、と考えることができる。視紅はビタミンAを含んだタンパク質であるが、これも酸化して失活したのである。

未熟児網膜症は、このようにして説明されるのだが、網膜内の活性酸素は、そこで作られたものではなく、肺で作られたものが、血流によって網膜に運ばれたものである。いずれにしても、この病気の出現率は、酸素の濃度が高いほど大きい。そうかといって、酸素濃度を下げれば、死亡率が高くなる、というジレンマがある。そこにビタミンEの投与という、安全かつ有効な手段があることに気付くのである。

新生児の体内にビタミンEが欠乏しているという説明もあるが、新生児の網膜は活性酸素に対して特に弱いのだ。

心筋梗塞

動脈の粥状硬化が、心臓の冠動脈に起きれば、「狭心症」となり、ついには「心筋梗塞」につながる。

冠動脈というのは、冠のように心臓に被さった3本の動脈である。心臓から拍出された血液は、まず大動脈に入り、途中から分岐して「冠動脈」に入る。心臓の要求する酸素や栄養物質は、この動脈によって供給される。万一、血液の量が不足すれば、心筋すなわち心臓の筋肉は酸素欠乏（虚血）に陥り、いわゆる狭心症の発作となる。

このような酸素の欠乏は心筋が特に大量の酸素を要求する場合に起こる。すなわち、早足で歩く、階段を登る、重い物を持ち上げる、精神的興奮などが、それに当たる。

無論、若い人にこんな事態が起きた試しはない。心臓が、要求する酸素の4倍程度の供給が可能なようにできているからである。これならば、過激な運動をしても、それに見合う酸素を送ることができる。ことに、スポーツをやっている人の心臓は、1回の拍出量を増やすように発達するので、過激な運動をした時、拍動数をあまり増やさないでも、心筋に十分な酸素を送ることができるようになっている。

やがて、加齢と共に冠動脈が弾力を失い、かつ過酸化脂質その他の原因によって血液の粘度が上昇する結果、心筋に流れる血液の量が減り、従って酸素も減る。アメリカの統計によれば、40歳を越した人の50パーセントは冠動脈にアテロームを持っている。

それでも、初期のうちは無症状である。喉の違和感や目眩などが軽症の発作であり、胸部から上方に、突如として激痛が走れば、本格的な狭心症の発作である。

狭心症の発作は他の病気と紛らわしいようなものではない。軽い運動をしているうちに、胸部に不快感が突如広がる。それは、圧迫感を伴う痛みであって、胸から左肩にのぼって、腕にまで伝わってくる。不安感も特徴である。

静かにしていれば、この症状は数分で収まる。心臓の酸欠状態が解消して、痙攣が収まったのである。狭心症は、命取りの病気ではないが、恐ろしい心筋梗塞への道である。

心臓は1回の収縮で、およそ35ミリリットルの血液を拍出するが、冠動脈は、その5パーセント、すなわち1・8ミリリットルほどの分配を要求する。そこに含まれるだけの酸素が、心臓の拍動に是非とも必要ということである。

多くの人は、中年を迎える年代から、肥満の傾向が現れる。中年太りだ。一方、加齢と共に血圧が上昇する。そこで、増大した体重を賄い、高い血圧を作るために、心臓の負担は、若い時よりも大きくなる。これに耐えるべく、心臓の筋肉は発達し、重量は増大する。当然の結果として、心臓は以前よりも多くの酸素を要求することになる。

動脈硬化が冠動脈に起きていれば、そこの血管はもはや十分に太くはない。従って、酸素の供給力は確実に低下している。それなのに酸素の要求が激しくては、心臓も溜まったものではない。そういう厳しい条件下で、心臓の負担が少しでも大きくなれば、酸欠状態はたちまちくる。何らかの症状が現れるのは避けられない。

狭心症が粥状硬化による冠動脈硬化に基づくとすると、ビタミンEが救いの神となるはずだ。

心筋梗塞とニトログリセリン

ところで冠動脈にアテロームができて発達し冠動脈をふさげば、心筋梗塞となる。狭心症と比較して一段と強烈な痛みは、胸部に始まることもあるが、左腕に始まることもある。

冠動脈の1本が詰まった時、その動脈によって養われている心筋の部分のミトコンドリアは、酸素がこないためにエネルギー代謝の部品が働かなくなる。そういうところに、もし他の血管から血液が流れてくると、運ばれてきた活性酸素はエネルギー発生に使われる代わりに、膜の不飽和脂肪酸の酸化に使われ、過酸化脂質を作り出す。これが連鎖反応を始めるので、心筋は壊死に陥る、この段階までくると、心臓機能は低下し、いわゆる心不全の状態になるので、安静が要請される。タバコはやめなくてはならない。ニコチンには血管収縮作用があって、アテロームによる狭窄の上塗りをすることになるから、間違いなく症状を悪化させる。

無論、状態によるが、何ヵ月かの安静を保てば、心臓の酸素要求量が最低に抑えられるので、その間に梗塞動脈に対するバイパスが完成し、それにつれて壊死部分の筋肉が回復して、一応全快の形となる。

ニトログリセリンを発見し、ダイナマイトを発明してノーベル財団を設立したノーベルは、晩年狭心症に悩まされ、医師からニトログリセリンをもらうことになった。ダイナマイトの原料として開発した物質が、心臓発作の薬に利用されていることを、その時初めて知って、苦笑したものだった。ビタミンEが使われるまで、狭心症の発作に対して、ニトログリセリンが唯一の手段であった。

ニトログリセリンの作用はビタミンEとは違う。これは心臓に戻る静脈を拡張する。静脈が太くなれば、それは大量の血液を収容するので、血流に対する抵抗は小さくなり、心臓は負担が軽くなる。患者は激痛のために安静を強いられる関係上、心臓の酸素要求量は低下する。この二つの要因が助け合うので、短時間のうちに効果が現れる。

心筋梗塞とビタミンE

ある米人が強烈な心筋梗塞の発作を起こした。医師からニトログリセリン錠をもらって、毎日20錠ずつ服用していたのだが、重い物を持ち上げられなくなり、体重は減り、血圧は下がった。そして、胸の痛みはいよいよ激しく、病気はさっぱり好転しない。

そして7ヵ月後のある日、彼は、現状維持も結構というほどの気持ちで、ビタミンE専門医シュートを訪ねた。診察の結果、８００単位のビタミンEをニトログリセリンと併用することが決まった。

これが1ヵ月続いたが、狭心症の激痛は、少し力んでも起きるので、シュートはビタミン

Eの一日量を１２００単位に増やした。１週間経っても効果がないので、一日量が１６００単位まで上げられた。

すると、発作が起きることはなくなり、血圧は正常値に復した。そして、ニトログリセリンに用はなくなった。すでに述べたことでもあるが、この種のビタミンEの吸収率は極めて低く、１６００単位のうち吸収される量は２００単位もあるまい。

このシュートは、１９４５年以来、５０００名の心不全患者に小麦胚芽油を投与して、好成績を上げている。

現在も、ニトログリセリン系統の薬を使う医師は多いが、それは対症療法であって、ビタミンEとは作用が違う。これには、梗塞部位にバイパス血管を作る作業を促進する効果があるとか、筋肉の微小循環を賦活するとかいう見解を示す学者もいる。

ビタミンEに酸素節約効果のあることは先に述べたが、これを服用すると、心筋の要求する酸素は50パーセント程度に減るという。この効果は、酸欠による狭心症にはもってこいである。従って、それは即効的な働きを持つはずなのだが、ここに紹介した治療例のように、ビタミンEの使用量においても、奏効までの時日においても、意外に大きな数字が出ている事実は、実際上の参考になるに違いない。

効果を見るまでは増量すること、即効性がないからといって諦めないこと、など忘れてはならない。

すでに動脈壁に沈着している過酸化脂質の量が多ければ、その処理に長い時間の掛かるのは当然ではないか。

青筋の浮き出た足

婦人の薄いナイロンストッキングを通して、ミミズの蛇行したような青筋を見ることがある。これは「静脈瘤」と呼ばれる病気だ。静脈が、本来の太さより拡張し、本来の長さより延長した結果、あのような異状を呈したのである。

静脈と呼ばれる血管は、動脈と逆に、心臓に向かって流れる血液の通路である。従って、足の静脈の血液は上方に向かって流れる血液の通路となっている。そして、ふくらはぎの部分の静脈は、骨のきわの深部に2本、皮膚表面に近い浅いところに1本あって、3本が協力して、足のつま先を巡ってきた血液を心臓に送り返す役割を果たしている。

この3本のうちの2本は、深部にあるために、周囲から圧迫される形になっているという点で、浅いところのものとは条件が違う。血小板の凝集塊がここに流れてきた時、皮膚表面に近いところの静脈ならば何ともなくて済んでも、深部のものは梗塞を起こすことがある。

このような事態が、深部の1本に起これば、他の2本の負担が重くなる。ことに、浅いところの静脈は、周囲から圧迫されない関係上、楽に太くなることができる。すると、上行血流はここに殺到する。そこで、この血管は無理に押し広げられ、膨らみ過ぎた風船のゴムのように、弾力を失う。するとそれは、太く長くなって回復できなくなる。それに、内腔のほうぼうに仕掛けてある静脈特有の逆流止めの弁がばかになってしまう。内径が大きくなり過ぎて、弁がその機能を果たせなくなるのである。

本来ならば、足の静脈は、腓腹筋、すなわちふくらはぎの筋肉が緊張するたびに潰され、緊張が溶けるたびに自分の弾力で潰れを回復する。その結果、すべての弁がポンプの弁の働きをして、血液を上方へ送る作業を遂行するのである。結局、静脈には無数のポンプが仕掛けられているのだ。だからこれを「第二の心臓」と呼ぶことがある。

この逆流止めの弁が働かなくなれば、上行血流は本来の姿を留まることができず、静脈内に溜まる傾向が出てくる。そこで、静脈はますます太くなり、ますます長く伸びて、青筋が蛇行する形を取らざるを得なくなる。

このような状態では、そこの静脈全体が、瘤のように浮き上がってしまうところから、この症状に静脈瘤の名が付いたのである。

このような静脈の変形は、そのポンプ作用の喪失に留まらず、血管壁が炎症を起こしている場合が多い。「静脈炎」とはこのことである。この時は痛みがある。

静脈瘤ができている人は、みっともないことを気にはしても、それが重大な危険信号であることを問題にしない傾向がある。しかし、油断は禁物である。

図⑬　静脈の弁の模式図

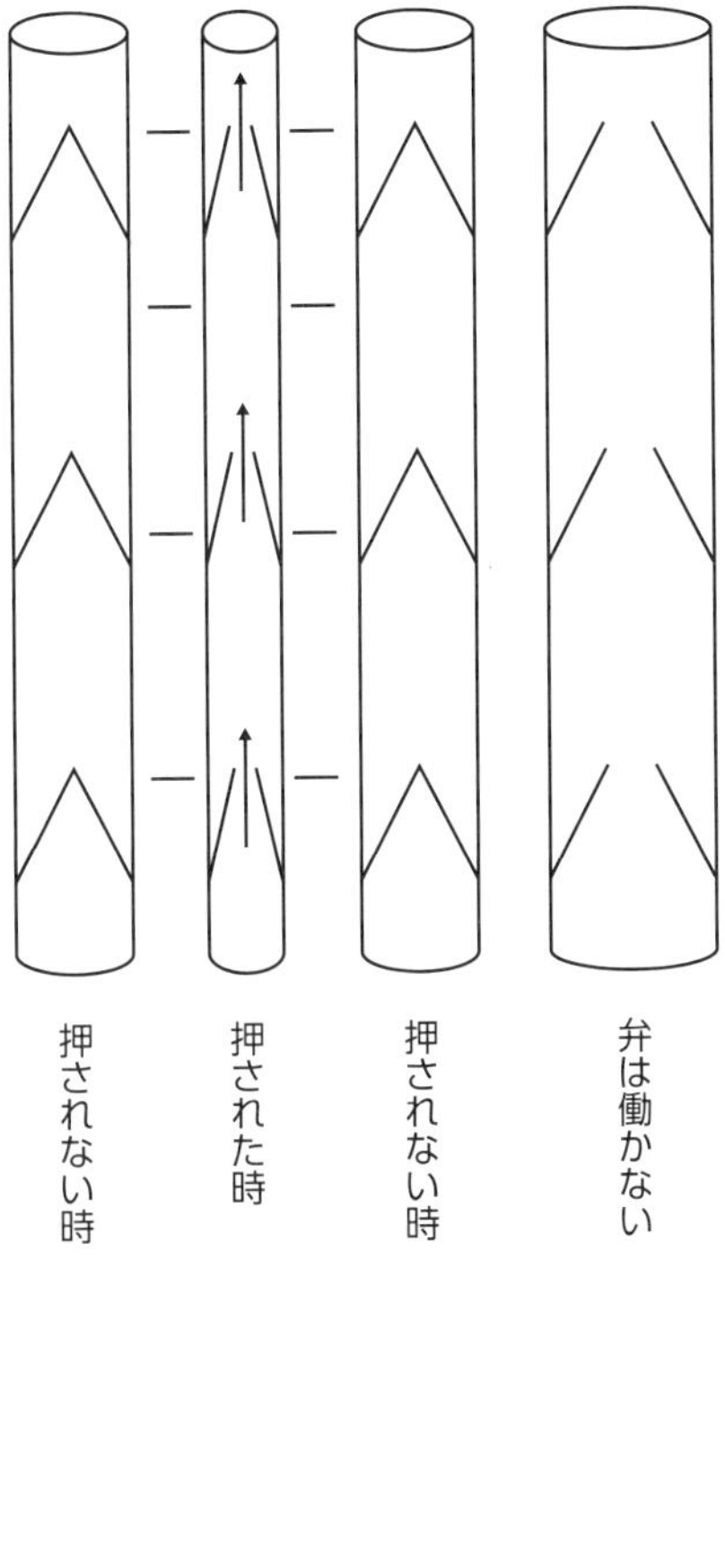
押されない時
押された時
押されない時
弁は働かない

静脈瘤とビタミンE

静脈瘤を放っておくと、悪化の傾向をたどるのが普通である。原因は、排除の努力がなければ、そのまま保存されているからである。

静脈瘤が悪化の方向をたどれば、足の先の色が変化してくる。心臓は、静脈血を吸い上げるわけであるから、静脈血の環流がスムーズに行われない場合、ここには血行障害があり、少なくとも下肢に、その影響が現れるのである。そこで、足の先の血行が悪化し、酸素や栄養物質の欠乏に陥り、その部分が変色するに至るのである。

症状が進めば、湿疹が始まり、ついに潰瘍が、ちょっとした打撲などが引き金となって発症するのであるが、なかなか治りにくく、ひどくなれば骨に達する。これがいわゆる「静脈瘤性潰瘍」である。ここまできたら、足を切断するのが伝統的な処置である。

ところで、静脈瘤を起点として、湿疹や潰瘍などが起こることは、例のリゾゾーム酵素を思わせるではないか。ここで、静脈瘤発生の条件が、リゾゾーム膜パンクの条件と一致することが想像できるのである。同時にまた、ビタミンEでこれが救えるのではないか、という考えが出てくるのである。

事実、多くの静脈瘤患者がビタミンEで治っている。

すでに述べたことであるが、ビタミンEには、微小循環を改善する作用がある。それはあまり使われずに休止状態に近い細い血管が働き始めることを意味する。一方、ビタミンEには、バイパス形成を促進する作用もある。

これらの現象を総合すると、ビタミンの服用が、患部の周りの血行を良くすることが理解される。静脈瘤でも何でも、すべての患部は、血液の配給が多いほど回復が早い、という原則があるのである。

61歳になる静脈瘤患者の場合を紹介する。彼が入院すると、両足切断を宣告された。そこで彼は医師を振り切って退院し、小麦胚芽油に賭けた。そしてついに両足を助けることができた。

すでに述べた例でも、相当に高単位のものを服用している患者が多い。ビタミンEの飲み過ぎに、どんな害があるかと、気にする人もあろうが、これは、心配することはないといわれる。なぜかといえば、過剰な分は代謝物となって尿から排泄されるか、胆汁に捨てられるからだ。それに、この時ビタミンEは、コレステロールを道づれにする。この働きは、血中コレステロール値の低下につながるのみならず、これが胆嚢に止まって結石化することを防止する。従って、ビタミンE量に糸目をつける必要はない。それが高価であるという点で、量に制限がつくだけのことである。

この症例の場合の2100単位という大量のビタミンEが、果たして必要であったかどうかに問題は残る。ただ、十分に摂った方が、有効性が高く、勝負が早いだろうということは、一般にいえる。無論、吸収率の高い製品ならば、こんな高単位は不必要である。

いぼ痔

静脈瘤と、見かけ上の症状はだいぶ違うが、いぼ痔と呼ばれる病気がある。これを「痔核」ともいう。病因的に、この病気は静脈瘤と似ている。それは、肛門部の静脈が膨れたものにすぎないからである。

このように考えれば、ビタミンEは痔核にも有効なはずである。そして、それは臨床的にも認められている。第一、痔の薬には、原則としてビタミンEが調合されているのである。同じビタミンが、頭のてっぺんから尻まで、そして足のつま先まで効くという事実は、不思議議のようで不思議でない。ビタミンEの欠乏があれば、それが全身に影響を及ぼす、というだけの話なのだ。

冷え性

さて、動脈硬化があって血管が細くなっていれば、間歇性跛行症でなくても、さまざまな故障が起こる。痺れ、冷え、関節痛などが、その軽症な場合の例である。

この種の故障は寒い季節に多いものであるが、その単純なものは、低温のために血管が収縮した結果と見て良い。たとえ血管が細くなっても、血液の粘度がそれに対応できる程度に低下すれば、血行は改善され、従って、これらの嫌な症状は解消して良いはずだ。ビタミンEが効果を発揮する場面は、ここにも用意されている。

生体のメカニズムとしては、寒冷によって血管が細くなった時、そこを血液が十分に通過できるように、心臓は拍出力を強化する仕組みになっている。いわゆるフィードバックは、こういう問題の発生するすべてのシステムに見られるのである。もしこの過程が完全なら、血管に異常のない限り、冷えも、痺れも、関節痛も起こり得ないわけだ。健全な子どもや若者の場合がそうなっている。

温度の低下に応じて血圧が上昇する反射を「寒冷昇圧」という。これが不完全ならば、動脈硬化なしにでも、部分的酸欠状態による症状の出てくる可能性がある、と考えざるを得ない。

寒冷昇圧度を測定する方法は、まず、温度4度程度の冷水の両手首を1分間だけ浸す。その前後の血圧を比較するわけだ。寒冷昇圧度の正常値は、5～15である。それだけの血圧上昇で、寒さのために縮んだ血管に、必要量の血液が送れる、ということだ。寒冷昇圧度が15より大きい人は過敏といえるし、5より小さい人は反射不全と見て良い。

ところで、寒冷昇圧度の低過ぎる人、例えばそれのゼロの人にビタミンEを与えると、5より大きな値、すなわち正常値を示すようになる場合が多い。また、それが20を超えている過敏な人にこれを与えると、15以下に下がる場合が多い。要するに、ビタミンEには、寒冷昇圧度を正常化する作用があるということができる。

とにかく、関節痛も痺れも、服用と同時に、患部にビタミンEを擦り込むと効果が上がりやすい。ビタミンEは脂溶性であるために、細胞群を直線的に通過して組織内に拡散する性質を持つからだ。

霜やけ

潰瘍といえば、胃潰瘍、十二指腸潰瘍など、目に見えない部位のものがよく知られているが、霜やけでも火傷でも、潰瘍のできる場合がある。ビタミンEは、これらの潰瘍に対しても効果を上げる。

使用法としては塗布が良い。塗布と並行して内服もすれば、効果はいっそう上がる。

ビタミンEは、最初に知られた当時は、霜やけの特効薬のように宣伝された。事実、これを適量に服用して50年来の霜やけから解放されたといって、大いに喜んだ友人がいる。このような現象を見て、毎年霜やけに見舞われるのは、皮膚に一つの弱点があったことによる、と判断しても良い。日常の食習慣の中でその弱点をカバーするに足りる量のビタミンEを摂っていなかった、と考えるのが正しいだろう。その不足分を補うだけの量のビタミンEを摂取した時、霜やけを離脱することができると考えられる。しかし、ビタミンEの不足からくる障害は案外多く、霜やけばかりではないので、どれだけの量を摂れば十分かという判断は容易でない。

霜やけに悩まされる人の手や足の皮膚は、低温では容易に血行が悪くなる。寒冷昇圧度が異常に低いのである。ビタミンEは寒冷昇圧度を正常化するばかりでなく、血液の粘度を下げて血行を改善する。このことによって霜やけが治るのである。

不妊症

トコフェロールにアルファ・ベータ・ガンマなどの区別のあることはすでに述べた。それぞれの効果の差がはっきり現れるのは「抗不妊作用」である。

小麦胚芽油に主として含まれる「アルファ－トコフェロール」すなわちビタミンEは抜群の効果を上げる。

結婚して何年も経つのに子宝に恵まれないという夫婦は、諦めるケースもあるが、どうしても子どもが欲しい人は、医師に相談を持ちかけるであろう。その時処方されるものは「排卵誘発剤」である。いずれも、最高70パーセントの排卵成功率を上げているが、排卵さえあれば必ず妊娠するというものではない。男性側に問題がなくてもである。結局、排卵に成功した人の50パーセントが妊娠すれば良いとされる。

排卵誘発剤には、セキソビット・クロミッドなどの内服とＨＣＧの注射を併用するという方法が取られる。例の五つ子誕生に成功したＨＭＧは作用が強く、無月経の人にも排卵が期待できる。その代わり、卵巣腫大や過排卵が恐れられる。医師は、これらの難問を避ける努力を払うわけだが、多胎妊娠の確率は低くないのである。

妊娠という現象はもともと自然に起こるものであって、排卵誘発剤は邪道といわざるを得ない。それは、薬剤なしに排卵を誘発するのにはどうすべきかを考えるということだ。無論、不妊の責任の全部が女性にある、などという論理はない。精子の数の不足という問題は、現実に存在する。女性が排卵だけで妊娠を待望するのは、片手落ちというべきである。

排卵と呼ばれる現象は、脳下垂体から卵胞刺激ホルモン・黄体化ホルモンなどの「性腺刺激ホルモン」の分泌があって起こるものである。従って、これらのホルモンが不足すれば排卵は起こらないし、これらのホルモンの分泌を促進できれば、排卵は起こるのである。そして、排卵誘発剤としては、内服用の黄体化ホルモン分泌促進剤や、注射用の卵胞ホルモン剤が用いられるのである。

ビタミンＥが妊娠ビタミンと呼ばれることは、性腺刺激ホルモン合成代謝に、何らかの形でそれが関与していることを思わせる。しかしながら、現在では胎盤に分布して酸化ストレスから守る仕組みが主であると考えられている。

不妊症とビタミン

ここでも一つの具体例を紹介したい。まず、結婚後9年を経て子どものない夫婦の場合である。夫君は43歳、細君は42歳という年齢であって、子どものことはなかば諦めていた。それが５００単位のビタミンEを夫婦で飲むことによって、半年で妊娠を見ることができた。

この製品はまだ吸収の悪いものであったのにである。一般に、ビタミンEが不足すると、副腎も精巣も萎縮して、ついには変性することが知られている。副腎は、精巣・卵巣と共に、性ホルモンの合成を担当する器官である。ビタミンEは、性腺刺激ホルモン「ゴナドトロピン」の合成ばかりでなく、性ホルモン合成においても役割を持つ、と私は想定している。

私は、何が何でもビタミンEという一つのものに焦点を合わせようとするものではない。広く栄養物質の世界を見渡したいのである。そのような立場を取る時、不妊の問題に登場する第二のビタミンはCである。実践上の便宜上のために、これに一言触れておく。

１９６８年、ペシュケ、バステルリンクの両人は、婦人の尿中ビタミンC濃度を調べて、それが排卵の時期に著しく低下することを発見した。卵子の成熟にとってビタミンCが重要な役割を持っていることは、すでに１９６３年に発見されていた。ペシュケ、バステルリンクはこれを裏書きしたことになる。

前にも述べたところだが、例の排卵誘発剤を用いても、効果ゼロのケースがある。群馬大医学部の五十嵐教授は、このような無効例22に対し、一日量400ミリグラムのビタミンCを与えてみた。1ヵ月の投与の結果、生理のあった5名全員に、生理のなかった17名のうち10名に排卵を見ることができた。そして、既婚者13名のうち6名が妊娠に成功したという。

ビタミンCの一日量400ミリグラムの根拠を私は知らないが、もし、これを100ミリグラムとしたら、排卵成功率もこれより低く、また、もしこれを10グラムとしたら、成績が格段に向上したであろうことは、私には容易に想像できる。これは、ビタミン必要量に個体差がある、という基本的認識からきている。

いずれにしても、性腺刺激ホルモンや性ホルモンの合成代謝に、ビタミンE、ビタミンCが深く関わっていることは否定できない。

ビタミンEの発見

ビタミンEの発見は、ビタミンBなどよりはるかに遅れたとはいえ、さほど新しいことではなく、1923年（大正11年）までさかのぼる。発見者はエバンスおよびビショップであった。

ビタミンEの単離実験の成功は1927年、分子構造の決定と人工的合成との成功は1938年であって、いずれも古い話である。

それにも関わらず、ごく近年まで評価が表面化しなかったのは、その効果があまりにも広範かつ強力なために、医学界から眉つば扱いされたためであって、ひとえに不明の致すところであった。

ラットといえば、出産して2週間も経てば、すぐ妊娠する動物であって、いわゆるネズミ算で繁殖する。エバンスは、ビタミン類をすべて破壊した飼料に、既知のビタミンをすべて添加し、それをラットに与えてみた。ところがこの実験動物は、発育は順調であったが、どれ1匹として妊娠しなかった。これがレタスの投与によって、あっさり妊娠してしまったのである。そこで、当時の未知成分に抗不妊作用のあることが認められるようになった。これは、ビタミンE発見の予備段階の実験であった。

それ以来、不妊症の婦人にビタミンEを投与することが試みられるようになり、ホルモン剤の注射でも妊娠しなかった人、流産の習慣のある人などが、子宝を得た例が、数限りなく報告されている。いろいろな統計を総合すると、不妊症の人の約60パーセントが妊娠に成功すると見て良いようだ。

性ホルモンの関係

トコフェロールの抗不妊作用は、性ホルモンに関係があると考えて良い。

性ホルモンに男性ホルモン、女性ホルモンの2種あることはよく知られているが、実は男性ホルモンは6種、女性ホルモンは10種ある。この合計16種の性ホルモンは副腎皮質から分泌される。そして、その男性ホルモンのうち2種はさらに精巣から、また女性ホルモンのうち3種はさらに卵巣から分泌される。

これらの性ホルモンの分泌は、脳下垂体前葉の支配の下にある。副腎皮質刺激ホルモン（ACTH）、性腺刺激ホルモンなどはここから分泌され、血液に運ばれて標的器官にたどり着き、性ホルモンの分泌を促すという過程がある。ここには、血中のホルモンがそれぞれの標的器官をいかにして判別するかというおもしろい問題がある。

前にも述べたように、細胞膜の表面にはその組織に特有なレセプター（受容体）がある。このレセプターが、あたかも服の色や柄の特異性のごとくに目印となって、ホルモンに所在を教える。膜のタンパク質はホルモンの刺激によって代謝を開始し、「サイクリックAMP」と呼ばれる興奮物質を細胞内に作り出す。この興奮物質が細胞内の代謝レベルを高め、性ホルモンを作るのである。

性ホルモンが脳下垂体前葉の支配下にあるとすると、ビタミンEの役割もこの内分泌器官との関係において考えられるべきだろう。

副腎皮質刺激ホルモンも性腺刺激ホルモンも、脳下垂体前葉の中に、その分泌細胞があるはずだ。ビタミンEの役割は、分泌細胞内でのホルモンの生成量の増加にあるに違いない。

表⑨　トコフェロールの種類

種類	おもな給源	抗不妊作用
アルファ - トコフェロール	小麦胚芽	100
ベータ - トコフェロール	小麦胚芽	35
ガンマ - トコフェロール	トウモロコシ	5
デルタ - トコフェロール	ダイズ	＜1

不妊男性の場合

不妊克服を期待する場合、男性もビタミンEを服用しなければならない。

男性ホルモンは精巣の機能を高め、精子の数を増加させて、受精の確率を高める。ビタミンEを毎日300ミリグラムずつ投与した場合、精子数は4ヵ月後から増え始め、10ヵ月後には10倍近くになったという報告がある。男性で効果の上がらない場合があるが、これは無精子症の人に限るようだ。

不妊の原因は、昔は女性にあるとされていたが、これは錯覚であり、その30〜50パーセントが男性にあると見て良いようである。不妊の夫婦があるならば、共にビタミンEに関心を持つべきだ。流行性耳下腺炎、俗称おたふく風邪に罹った男性は、精巣萎縮を起こしている関係上、不妊になることが知られている。この場合にもビタミンEの有効性が報告されている。

いずれにしても、ビタミンEはすべての内分泌器官に蓄積されており、これが欠乏すると、精巣、卵巣、副腎などが萎縮し、あるいは変性することが知られている。ビタミンEが、すべてのホルモンに関係ありとする根拠は十分にある。なぜならば、ホルモンはフィードバック的に作られるものと決まっているからだ。

習慣性流産

不妊とビタミンEとの関係については、以上のような推測が可能だが、習慣性流産とビタミンEとの関係は、これほど簡単ではない。

岩手医大の秦教授は、ビタミンEの流産防止作用の原因として、ホルモン分泌の調整、胎盤の血行改善などの総合作用をあげている。スイスのある統計によれば、流産の経験を持つ女性の、次回の妊娠において正常分娩に成功する率は、2回経験者で59パーセント、3回経験者で23パーセントにのぼる。

乳腺刺激ホルモンも脳下垂体前葉から分泌されるものであるから、これが増加する条件についても、性腺刺激ホルモン、副腎皮質ホルモンの場合と、同じことがいえるだろう。乳腺刺激ホルモンの分泌は、性腺刺激ホルモンの分泌に並行するといわれる。

性周期とビタミンE

小麦胚芽油を飲むと、生理痛は収まるが、生理が早くなるという人が少なくない。これについて、私なりに一応の説明を試みたいと思う。

まず、女性の性周期は、卵胞ホルモン、黄体ホルモンの2種のホルモンの握るところである。性周期を遅らせるための薬剤として、合成黄体ホルモンが市販されているが、この事実から推察できるように、黄体ホルモンには性周期延長の作用がある。黄体ホルモンが不足すると、子宮内膜の維持が不可能となり、出血と共にそれは脱落しなければならなくなるのだ。

ところで、黄体ホルモンの製造工場は黄体である。そして、黄体の基は卵胞である。卵胞は、その内部に卵子を抱えてそれを発育させるのが役目のものである。卵胞は卵胞を作り、子宮内膜を肥厚させ、そこに血管網を発達させて、卵子を育てるのである。卵胞ホルモンの分泌を促す卵胞刺激ホルモンは、脳下垂体前葉から出てくる。

この卵胞刺激ホルモンの分泌は、ほぼ2週間継続し、そのために卵胞ホルモンはその期間中増え続ける。従って、しまいにこれは卵胞から溢れ出す。

溢れた卵胞ホルモンは間脳まで流れ、これを刺激する。すると間脳は脳下垂体前葉に働きかけて卵胞刺激ホルモンの分泌を止め、代わりに黄体化ホルモンを作ることを命令する。このホルモンの働きによって、卵胞は黄体に変化するのである。

このような過程を飲み込んだ上で、ビタミンEによる性周期の短縮を考えると、ビタミンEには、脳下垂体の活動を高める作用があるのではないかと、結論せざるを得なくなる。そういうことであれば、卵胞刺激ホルモンの分泌が多く、卵胞ホルモンの間脳への働きかけが早まり、結局は、黄体化も早くなるから、性周期も短くなるということであろう。

性周期に個体差があるとはいえ、それぞれに一定する性質のものだ。それがビタミンE不足の状態で安定していたところに、これを十分に与えられ、性周期の短縮が起きたものであろう。ビタミンE状態が固定すれば性周期は元に戻り、生殖腺の活動は高いレベルに移行する。

リノール酸・アラキドン酸などの必須脂肪酸欠乏は、成長阻害並び不妊につながるという説がある。不妊に悩む人にとって、これも一つの価値ある情報であろう。

更年期障害

婦人科領域の話のついでに、女性にしばしば見られる「不定愁訴」に触れておこう。いわゆる更年期障害もこれに属する。

不定愁訴とはその名の通り、不定な症状の出る病気である。頭痛、肩こり、冷え、のぼせ、目眩、便秘、不眠、腰痛などが代表的な症状だろう。症状がひどいと痺れ、蕁麻疹、浮腫まである。この原因は、ホルモンの乱調による自律神経の失調ということになっている。だからこそ、医師に診てもらうと、精神安定剤を飲ませられることになるのが普通だ。この薬は自律神経に働くからである。不定愁訴患者では、基礎体温に乱れが見られる。これもホルモンのアンバランスからくるが、ビタミンEには、脳下垂体、副腎皮質、卵巣などのホルモン分泌を正常化する作用がある。ビタミンEを投与すると、基礎体温の曲線の乱れは解消し、不定愁訴も著しく改善されるという。

いくら貧弱とはいえ、我々の日常の食習慣の中で、多少のビタミンEの自然摂取がある。これが血液に吸収されるので、ビタミンEの血中濃度ゼロなどという人はいない。

そこで、この数値を追跡してみると、特に低い時期が三つある。第一は新生児期、第二は思春期、第三は更年期である。この事実は、更年期にはビタミンEの要求量が多いことを証明していると判断して良かろう。その要求が満たされない時、更年期障害が起き、不定愁訴となるだろう。

この三つの時期は、ホルモンのバランスの新秩序を作らねばならず、そのためにいくつかのホルモンの大量生産が必要となってビタミンEの大量消費を招くのであろう。この時ビタミンEの供給が円滑にいかなければ、何かの障害が起きて当然ではあるまいか。

なお、生理痛を逃れるためのビタミンEの量の個体差は極めて大きい。ある程度大量に摂って、効果を見たら、次回には量を減らすのが良いだろう。

生理痛

女性の生理痛は「子宮の酸欠から起こる」といわれる。

酸素欠乏の結果、血液排出のための子宮の開口がスムーズにいかず、血液の圧力が痛みを引き起こすのであろう。それならば、生理痛に対してビタミンE、という図式が立ちどころに成立するはずだ。事実また、経験的にもこれは支持されている。

先にもあった論法であるが、この時、ビタミンEを生理痛に対する特効薬だなどと思ってはならない。ビタミンEの欠乏があったからこそ生理痛があった、のである。このように考えなければ、健康と食生活との関係、従って栄養学の原則も、辻褄が合わなくなる。

栄養についての無知からくる病気は、思ったより多いのだ。

糖尿病

読んで字のごとく、糖尿病という病気は糖が尿に出る病気ということだが、血糖値が異常に高いことを特徴とする病気であって、糖尿が決定的なものではない。というのは、腎臓機能が異常であれば、血糖値は高くなくても、尿に糖の出る場合があるからである。「腎性糖尿」と呼ばれるものがこれであって、真正糖尿とは別の病気だ。糖尿病の簡単な診断では、尿に糖があるかどうかを試験紙で検査するが、紙が黒くなっても、真正糖尿であるとは決まらない。結局は、血液検査によって診断はくだされる。

糖尿病のための血液検査では、まず、前日の午後8時以後の食事を禁じ、その翌日になって検査を実施する。第1回の採血をしたら、50～100グラムのブドウ糖を摂らせ、負荷後30分ごとに採血して、血糖値の推移を見る。実際上は、血糖値の時間的推移を見て、正常型、糖尿病型、境界型の三つに区別する。

表⑩の数字は、2016年に催された糖尿病の診療ガイドラインの判定基準であって、患者であるとの意識が負担になることを考慮して、従来よりかなり緩やかな基準になっている。ここに記されたのは、見る通り正常型と糖尿病との判別であって、この中間、すなわち、どちらにも属さないものを境界型とする。このようにしておかないと、糖尿病が一時的に治ったと思うと再発というようなケースが出てくる。こんなことでは患者が迷うという立場から、境界型を設定して、糖尿病患者の過剰な心配を取り除いたのである。

ところで現実問題としては、境界型の60パーセントが糖尿病型に移行したという統計があることも知っておく必要があろう。アキレス腱反射に減弱が見られる人にこの傾向がある。

重症糖尿病の場合

糖尿病は、遺伝的素因に後天的要因が加わって発症するというのが定説だ。

高血糖の状態は、血中ブドウ糖の処理を受け持つインシュリンの不足からくる。インシュリンが十分にあれば、血糖はスムーズにグリコーゲンや脂肪酸に変化していく。それが、健常者の場合にほかならない。

表⑩　糖尿病診断基準（mg/dL）

	血糖測定時間			判定区分
	空腹時		負荷後２時間	
血糖値（静脈血漿値）	126㎎ /dL 以上	または	200㎎ /dL 以上	糖尿病型
	糖尿病型にも正常型にも属さないもの			境界型
	110㎎ /dL 未満	および	140㎎ /dL 未満	正常型

注 1）　血糖値は、特に記載のない場合には静脈血漿値を示す。
注 2）　正常型であっても 1 時間値が 180㎎ /dL 以上の場合は 180㎎ /dL 未満のものに比べて糖尿病に悪化する危険が高いので、境界型に準じた取り扱い（経過観察など）が必要である。また、空腹時血糖値が 100 〜 109㎎ /dL は正常域であるが、「正常高値」とする。

出所：日本糖尿病学会糖尿病基準に関する調査検討委員会：糖尿病の分類と診断基準に関する委員会報告（国際標準化対応版）、糖尿病 55：492、2012 より一部改変

糖尿病を成人病の一つに数える傾向はかなり強いが、これには十分な根拠がある。中年太りという現象は常識化しているが、中年になって体重が増えるころ、多くの臓器は縮み始める。膵臓もまた例外ではない。このことは、インシュリン分泌量の減少を意味する。体が大きくなったのにインシュリンが減れば、それは不足状態に陥るので、血糖値は上がらざるを得ない。中年過ぎの成人病としての糖尿病は、このような後天的要因で発症する。

糖尿病は、高血圧症・白内障・網膜症・脱疽・潰瘍などにつながるばかりでなく、体液を酸性化するので、健康レベルの低下は免れない。これは患者を、疲れやすい状態に陥れる。ここで医師は、血糖値低下の奥の手として、食事のカロリー制限を命ずる。これが空腹による気力低下を招くことになり、悪循環がここに形成される。

カールソン＝ウェイド著『若返りビタミン』には、重症糖尿病患者のケースがいくつか紹介されているが、内科医ネルソン＝ジョージの場合をここに抜粋しておく。

彼は自分が糖尿病に罹ったことを知って、インシュリンの注射を開始した。それを継続したにもかかわらず、20年後に脳梗塞を発し、左半身の麻痺を起こすに至った。この時の血糖値は360に達していた。

やがて、麻痺のない側の右足に循環障害が起き、痛みと炎症が起き、ついに潰瘍を発した。彼は治療のために入院したが、経過は良くなく、ついに右足の一部を切断しなければならなかった。

手術の傷が回復に向かった時点で、左足の鬱血と潰瘍とが始まった。結局彼は、数本の指と踵とを切断しなければならなかった。踵の潰瘍は大きく、起き上がることもできない。

この段階で彼はビタミンEに注目した。毎日400単位の服用によって、疼痛は1週間で消え、彼は安定剤なしに眠れるようになった。しかも、半年後に足の潰瘍は完全に治り、再発の恐れはなくなった。

以前には200を超えていた血圧は150まで下がり、360もあった血糖値は110まで下がった。しかも彼は、20年も続けたインシュリン注射を止めているのである。

イタリアの一医師の報告によれば、インシュリン注射を常用している糖尿病患者に300ミリグラム前後のビタミンEを投与した結果、50パーセントはインシュリンが不必要になり、30パーセントはインシュリン量を減らすことができた。残りの20パーセントは好転を見なかったが、これは、膵臓に不可逆的な病変があった場合と考えられる。

統計によれば、糖尿病患者の平均寿命は一般人より10年短くなる。

私は鉛中毒による重病糖尿病患者である。毎日28単位のインシュリンを注射するだけで、カロリー制限なしの生活をしている。その代わりビタミンEを初めとするビタミン・ミネラル・タンパク食品を大量に摂っている。そういうことが私の理論からすれば可能なのである。

インシュリンと血糖降下剤

インシュリンという名の人体では最も量の多いホルモンを作る場所は、膵臓のランゲルハンス島に斑点のようにちらばっているベータ細胞である。

ランゲルハンス島にはアルファ細胞もあるが、これは、インシュリンに拮抗して血糖値を高める働きの、グルカゴンというホルモンを分泌する。当面の問題はベータ細胞にあるが、高血糖値が続くと、この細胞は死滅する。この不可逆段階までくれば、ビタミンEを与えてもどうにもならなくなる。

いずれにせよ、糖尿病患者の血液を調べてみると、ビタミンEの濃度は正常者に比べて低く、過酸化脂質の含有量は健常者に比べて高い。糖尿病を放っておくと30歳代の人の内臓は、65歳相当の老化を示すというが、これは大量の過酸化脂質による障害であろう。

過酸化脂質に対するビタミンEの作用によって、血中の過酸化脂質量の低下を期待することができる。

インシュリン注射は、糖尿病に対する最後の手段であって、最初はまず血糖降下剤が与えられる。これについては肝臓障害という副作用が知られている。これを服用しつつ食事のカロリーを大幅に制限する方法は、賢明な方法ではない、と私は思う。

高名なテレビドクターI氏は糖尿病になり、T大学病院に入院した時、湯たんぽのために、両足に第二度、第三度という重症の火傷を負った。まだ潰瘍の段階に入っていなくても、足部に血行障害があって、神経の機能が麻痺していたために、温度感覚がなく、大事に至ったものである。インシュリン投与があっても、のことだ。

彼はまた、網膜症を発し、眼底出血のために失明した。網膜症というのは、網膜に分布する小動脈のところどころに瘤のできる病気である。これは、動脈壁の細胞膜のリポイド層に自動酸化が起き、その部分が膨れたものである。これが進行すれば細胞膜がパンクすることはすでに述べた。動脈壁がパンクすれば血液は溢れ、いわゆる眼底出血となり、出血が激しければ失明に至る。こうなった場合、これを吸収させることが先決となるので、眼球に食塩水を注射して周囲の組織を刺激するのが常道であるが、ここまできたら、回復は容易ではない。

ベストとバンチングとによってインシュリンが発見されるまで、糖尿病は現在よりさらに恐ろしい病気であった。ことに、若年性の患者は、みるみる痩せて、青年期を迎えることもできずに、死を待つばかりであった。痩せる原因は、インシュリンの欠乏によって、脂肪の合成ができなくなるためである。

糖尿病で最も恐れられているのは昏睡死であるが、糖尿病患者の死因を見ると、このタイプの死者は、インシュリン発見以前には70パーセントもあったものが、現在では1パーセントに下がった。感染症も5パーセントに下がっている。

アメリカでの糖尿病患者の死因を見ると、52パーセントが心臓血管障害、9パーセントが腎臓血管障害（糸球体硬化症）、12パーセントが脳血管障害である。また、発症後の生存年数を見ると、インシュリン発見前は4・9年であったものが、現在では18・7年に延びている。

このような改善の原因としては、インシュリン以外にも、さまざまな糖尿病のための薬剤が開発されたことも見逃せない。

要するに、糖尿病は恐怖の病気である。血管障害が、細い血管にまで及ぶ関係上、「合併症」の範囲が極めて広いのだ。その合併症には、先にあげたものの他、筋萎縮症、膀胱鬱血、下痢、起立性低血圧、インポテンツなどをあげることができる。ここから逃れる有力な手段としてビタミンEがあることは救いの神を見る思いがするではないか。

なお、糖尿病対策として近来注目を浴びているのが三価クロムである。三価クロムとニコチン酸との結合した物質は「耐糖因子」（GTF）と呼ばれている。

貧血

貧血は血色素へモグロビンの不足を背景として起こる。へモグロビンは鉄とタンパク質との結合物であるから、貧血の場合、血中の鉄とタンパク質との不足があると考えて良い。へモグロビンを合成する代謝に関係するビタミンは、E・B_6・B_{12}・C・葉酸など、ミネラルは鉄・銅などである。このうちどれ一つが欠けても貧血が起こるわけだ。従って、ビタミンEは「造血ビタミン」の一つとなっている。

一方、造血と呼ばれる一連の代謝は、ヘモグロビンの不足にフィードバックして起こる。従って、ビタミンEは、フィードバックの過程にも登場するわけで、この場面では、二つの役割を持っていることになる。

貧血の治療には、よく鉄剤が使われる。しかし、第一に補給すべきものはタンパク質である。多くの貧血は、タンパク質の摂取だけで治る。しかし、鉄やビタミンEの投与で改善が促進されることは事実である。この時、ビタミンEは朝、鉄は夜、というように、両者の間に8時間以上の間隔を置くことが望ましい。その理由は前に述べた通りである。

頭痛

私は調べることがあって、1970年前後の2〜3年にわたって、長野県の岡谷市に度々足を運んだ。定宿は親子3人で経営するささやかなK旅館である。そこの主役は娘さんであるように見えた。

何回目かの宿泊のある夜、ご主人との話が脱線して、たまたま娘さんに及んだ。聞けば彼女は毎日頭痛に襲われ、午後になると起きていられなくなるという。そのために結婚できず、とうとう30歳を超してしまったと、ご主人は嘆いていた。

当時すでに、私は旅行中もビタミンを携行していた。その中にビタミンEがあった。それを20錠ほど、娘さんに与え、毎朝これを2〜3錠ずつ服用するようにと言った。当時は、ビタミンEといえば、すべて合成の錠剤であった。

ところで、彼女の割れるように痛くなるはずの頭が、その翌日は何ともなかった。一家は大喜びであった。私は引き続いてそれを常用することを勧めた。

岡谷での用事が済んだこともあって、私の足はK旅館から遠のき、その後の事情を知る由もなかったのだが、昨年の暮れ、そこに一泊する機会を得た。この時、ご主人は満足の面持ちで、娘さんがすっかり頭痛を忘れ、結婚して子どももできた、ということを私に告げた。大げさにいえば、ビタミンEが一人の女性を救ったのである。

特別な病気の場合は別として、普通の頭痛の大部分は「脳の酸素欠乏」からくる。そういう頭痛ならば、酸素の十分な供給があれば治るはずではないか。そう考えて、私はビタミンEを飲んでもらったのである。

酸素の欠乏状態、すなわち酸欠状態が起きる条件は、普通の場合、三つあげられる。

酸素の運搬者が血液であることを考えると、第一の条件として、血液の粘度が高いこと、第二の条件として、酸素の量が少ないこと、をあげることができる。

血液の粘度は一定したものではない。それは、「過酸化脂質」の存在で、粘度が高くなったり、サラッとすることもある。

ビタミンEには、不飽和脂肪酸の過酸化物を還元して、元の不飽和脂肪酸に戻す作用もあるといわれる。とするならば、血中の過酸化脂質の濃度は、ビタミンEの存在によって減少するはずだ。そこで、血液は流れ、脳の酸欠は救われることになる。従って、頭痛が治るのは当然という論理になる。

過酸化脂質が脳に頭痛を起こした時、それは多かれ少なかれ全身を巡って、ブラックボックスの各部にテロを仕掛けている。本人がそれに気付かないだけのことだ。

ヨーロッパ旅行で、私はスイスの名山ユングフラウに登山電車で登ったことがある。ヨッホ（鞍部）に到着した時、大部分の人は頭痛を伴う不快感を訴えていた。我々夫婦は何ともない。ビタミンEを常用しているからに違いない。私は2、3人にビタミンEのカプセルを飲んでもらった。すると彼らの頭痛はまもなく退散した。「高山病」もビタミンEの前には兜を脱ぐ、ということだ。

肩こり

一般に〝こり〟と呼ばれる現象の実体は、筋肉の細胞が硬くなった状態を指している。何で硬くなったかといえば、それは、エネルギー産生の過程で発生した乳酸が主だといわれる。

乳酸が蓄積して、細胞がぱんぱんに張ると、〝こり〟の感覚が出てくるのだ。

生体のエネルギー産生が無酸素の状態でも有酸素の状態でも可能であること、後者が前者よりはるかに大量のATPを作ることは、すでに述べたところである。無酸素状態で働くものを「解糖系」といい、有酸素状態で働くものを「クレブスサイクル」ということも、すでに述べたところである。

エネルギー源ブドウ糖は、まず細胞質内部で解糖系に入り、ピルビン酸になる。解糖系の酵素の一つにおもしろい性質がある。すなわち、ATPが存在すれば、それと結合して、そこから先の解糖系の代謝をストップさせる。そこで、ピルビン酸はミトコンドリアに入ってクレブスサイクルを駆動するのである。

ATPはエネルギーを放出してADPになる。筋肉では、ADPが2分子集まって、ATP1分子、AMP1分子を作る。AMPは分解してアンモニアになる。

骨格筋には、大きな「白筋」と小さな「赤筋」とがある。赤筋は、ミトコンドリアが多く、かつ血管の密な分布があるために赤い。白筋は皮膚の下にあり、赤筋は骨に接する側にある。白筋は主として解糖系によってATPを作るのに対し、赤筋は主としてクレブスサイクルによってATPを作る。白筋が赤筋からATPの供給を受ける可能性があるのではなかろうか。

骨格筋の運動の主役が白筋の収縮であるとすると、解糖系はフル回転せざるを得ない。そこで乳酸が発生することになる。これはこりの原因でもあり、疲労の原因でもある。乳酸はリンパ系に吸収される一方、アンモニアによって中和される。リンパ管には逆流止めの弁があるから、筋肉の伸縮の繰り返しによって、リンパ管はポンプ作用を現す。従って、乳酸の排出はスムーズにいって良いわけである。

前に触れたことなのだが、クレブスサイクルは活性酸素を発生する。白筋にミトコンドリアが少ないのは、活性酸素による障害を避けるための合目的的計画だと理解して良いだろう。その代わり、赤筋では活性酸素の発生が盛んである。運動が激しければ、活性酸素の除去に失敗する確率が高い。筋肉の微細構造は図⑭に示すように、平行に並ぶ2種の細長いタンパク質のフィラメントからできている。細い方をアクチンといい、太い方をミオシンという。ミオシンの頭にはＡＴＰ分解酵素があって、それがＡＴＰから収縮のエネルギーを発生させる。

これらのフィラメントはレシチンでカバーされている。活性酸素がくれば、このレシチンが酸化してタンパク質を守ると考えられる。活性酸素が除去されない限り、不飽和脂肪酸の自動酸化は進行し、ついにフィラメントを侵すことになるだろう。白筋の〝こり〟は乳酸であるとしても、赤筋の〝こり〟は過酸化物によるのではあるまいか。

図⑭　筋肉のフィラメント

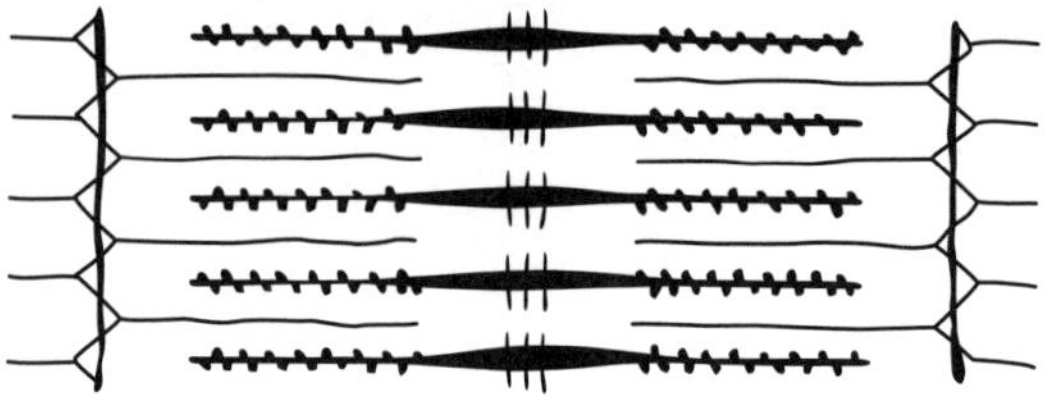

ビタミンEのマッサージ

筋肉の〝こり〟をほぐす方法としてリンパマッサージがある。これは摩擦の方向をリンパの流れの方向に沿うようにしたものだ。ビタミンEを精製植物油に溶かしたものを皮膚に塗って行うリキッドマッサージである。この油は粗製小麦胚芽油と比較して浸透性が高いので、効果が大きい。

リキッドマッサージの成績を見ると、高タンパク食を摂り、十分なレシチンを摂取している人は筋肉の状態が良く、〝こり〟が取れやすい、この事実から逆に考えてみると、〝こり〟が生じている時、リンパ管壁の細胞のリン脂質が酸化して、乳酸の透過性が低下しているのではないか、と疑わざるを得ない。ビタミンEと新しい不飽和脂肪酸とによって、それが回復したとすれば、リキッドマッサージの説明がつく。

フィラメントの修復はともかく、レシチンの過酸化物に対してビタミンEが働きかける一方、新鮮なレシチンが補給されれば、〝こり〟は解消の方向に向かうことになるだろう。

なお、リキッドマッサージの臨床例としては、捻挫、四十肩、五十肩などの筋肉の障害の他、子宮筋腫の縮小、関節の水の消滅、喘息や乳腺症の改善などが報告されているが、いずれもその背景にはビタミンEの効果が絡んでいる、と考えて良いだろう。

心筋とユビキノン

不整脈と呼ばれる症状がある。これは、心臓の拍動が正常なリズムを保つことができず、一過性にそれが不規則に乱れる現象であって、心筋のエネルギー不足が原因といわれる。

生体のエネルギー発生装置は、各細胞内にあって、その名はミトコンドリアである。エネルギー源として重要なものは、脂肪酸・ブドウ糖などであるが、これは、ニコチン酸・ビタミンB_1・ビタミンB_2、コエンザイムQ10などの介在によってエネルギー化する。不整脈の対策としては、コエンザイムQ10の投与が直接的であるが、ビタミンEも、有効と考えて良い。ビタミンEがミトコンドリアで重要な役割を演じていることは、これが欠乏すると、ミトコンドリアが変形して大きくなることで裏書きされる。

心筋も骨格筋も、筋肉である点に変わりがないのだから、心筋を賦活するコエンザエムQ10が、骨格筋を賦活しても不思議はない。一日量300ミリグラムのコエンザエムQ10を、3週間にわたって運動選手に投与した実験がある。その効果は、最大運動負荷量の増加、酸素消費量および心拍出量の減少、血中乳酸値の低下であった。エネルギー産生の効率が高まり、酸素が節約されたということだ。これは、ビタミンEにも期待できる現象であろう。

筋ジストロフィー

骨格筋にとってビタミンEがいかに大切かということは、動物にビタミンE欠乏食を与えてみれば分かる。ウサギの場合、「筋ジストロフィー」を起こして、3週間以内に死んでしまう。ジストロフィーとは、栄養障害のことである。

ビタミンEは、我々人間の場合にも、筋ジストロフィーを防いでくれている。この病気に罹った人は、治療のためにビタミンEが与えられる。

ニワトリでもウサギでも、ビタミンE欠乏食を与えられると、まず、歩けなくなる。この時、筋肉の分解物が尿に現れる。

前述のように筋肉のタンパク質はレシチンに守られている。ビタミンEのような抗酸化物質がそこにないと、ミクロゾーム膜その他にあるレシチンが自動酸化を起こす。そこに発生した脂肪酸ラジカルがリゾゾームを攻撃し、そこから出てきたタンパク分解酵素が筋肉を分解するのが筋ジストロフィーの発生メカニズムだと考えられている。リゾゾーム酵素の活性のためには、その環境は乳酸によって酸性化していることが必要条件になる。

筋萎縮症

リゾゾームの最も多い器官は肝臓および脾臓であって、筋肉はこれの特に少ない器官とされている。ところがその筋肉に、極めて高い濃度のリゾゾーム酵素が発見される場合がある。それは、筋萎縮を起こしたウサギでの所見であった。そしてこの筋萎縮症は、ビタミンE欠乏食を与えて、人工的に起こしたものであった。

この系統の動物実験は、多くの人が試みて、それ相応の成果を見ている。ビタミンE欠乏食を与えられたラット、ウサギ、ヒツジでは、いずれも心臓障害が観察されている。心臓は筋肉で作られた器官であるが、その筋肉は、萎縮、変性ないし壊死を起こしていた。子牛の場合には、しばしば突如として心臓死を起こすという。

これらの動物実験のデータは、ビタミンE欠乏による筋萎縮が人体にもあり得ることを示唆している。それは難病の一つである筋萎縮症患者に一筋の光明を与えるであろう。この病気の原因として、タンパク質およびビタミンEの欠乏を、私は想定している。

皮膚の異常

生体内での過酸化脂質の産生は、日光の照射をどこよりも多く受ける前頭部において著しい。この部位に沈着している過酸化脂質は、腹部よりもはるかに多い。

医師リールの名を冠した「リール黒皮症」と呼ばれる皮膚病がある。この患者の過酸化脂質の量は、正常人の19倍にものぼる。この患者の顔に紫外線を照射すると、過酸化脂質が異常に発生することが、測定によって確かめられている。この事実から、この患者には、正常な人の持つ過酸化脂質処理酵素が欠落しているのではないか、と考えられている。

「肝斑」といえば、肝臓の悪い人に特有な、目の下のシミであるが、リール黒皮症患者では、この部位の過酸化脂質の異常高値が見られる。このような症状に対して、ビタミンEが有効に働くことが、十分に想像できよう。

皮膚は、過酸化脂質に対して敏感である。リノール酸に紫外線を当てながら酸素を吹き込むと、過酸化脂質ができる。これを一昼夜続けたのち、このものを、健康人の上腕内側に貼り付けて24時間置いてみた。すると、強い炎症が起き、そこに色素の沈着を見た。よく調べたところ、表皮細胞の変性、毛細血管の透過性の亢進、ミトコンドリアの膨化などが起きていた。過酸化脂質が生体膜に障害を与えた結果である。

皮膚科領域での問題の一つに「腋臭」がある。これは、患者の汗腺アポクリン腺から、特別な臭い物質が分泌される病気である。検査によれば、患者のアポクリン腺の特徴は、そこに鉄が存在することである。この鉄が触媒となって、皮脂に含まれる不飽和脂肪酸を酸化することによって、悪臭が出るもの、と考えて良い。その証拠として、患者のその部位の皮膚に含まれるビタミンEの量が、正常人の3分の1にすぎないという事実をあげることができる。腋臭もまた、ビタミンEで救うことができそうなのだ。この時、ビタミンCとの併用塗布が良い。

紫外線は、皮膚ガンの発生に関わっている。この場合、発ガン物質になるのは、コレステロールの光酸化物である、といわれている。ところが皮膚には、この光酸化物に水酸基を添加して、非発ガン物質に変える酵素がある。実験によれば、この酵素の活性が低下して、12~13週後に発ガンが見られるのだ。この発ガン物質の発生は、抗酸化物質によって抑制されるはずである。事実、ビタミンE、ビタミンC、グルタチオンなどの投与が皮膚ガンの発生を防ぐことが、動物実験で突き止められている。

細胞内小器官のうち、脂質含有量が特に多いのはミトコンドリアである。ここには多価不飽和脂肪酸を含む脂質が、全量の25パーセントを占めている。このものは容易に紫外線によって過酸化脂質となる。この時ミトコンドリアの形は不規則に膨潤する。紫外線の照射による皮膚炎は、このような生体膜の自動酸化と、そこからくる二次的反応によるものと考えられている。

シミ

老人の顔にシミのあることは珍しくない。シミが長寿のしるしとされるのは、そのためであろう。

これは、ほくろと違ってメラニン沈着ではなく「リポフスチンの沈着」である。古くなった揚げ油の瓶の底のタールに似たものが皮膚に溜まって、シミになったのである。

顔にシミが出る年齢になれば、心臓の細胞にも、肝臓の細胞にも、副腎の細胞にも、そして脳の細胞にも、リポフスチンが沈着してくる。

心筋細胞内のリポフスチンの量を調べたストレーラーの報告があるが、この物質は、幼年期にすでに見られ、加齢と共に直線的にその量を増加するそうである。リポフスチンが老化物質であり、老化がすでに幼年期に始まるという厳粛な事実が、これで証明されたと見て良かろう。

「早老症（プロゲリア症）」という難病がある。この病気は急速に進行する老化を特徴とするが、患者の臓器を見ると、リポフスチンの顕著な沈着がある。また、早発性認知症患者の脳細胞には、特別大量のリポフスチンが沈着している。シミだらけの脳は、いわばボケの真相の一面なのだ。

脳の神経細胞には、情報を刻印されたものと、未使用のものとがある。平均的に見ると、未使用の細胞は70～90パーセントに及ぶというが、リポフスチンは、未使用の細胞に発見されている。頭を使うことが、脳細胞のリポフスチン沈着を防ぐなら、話はおもしろくなるが、そのあたりの現象は、まだ明らかではない。

湿疹

生体膜という名の、極めて不安定な、そして、そうであればこそ、細胞のデリケートな生命を養うことのできる膜が、細胞内小器官の膜でもある点を、十分に認識していただきたい。それは、ひとたび野放しの自動酸化が起きれば、細胞が根こそぎ破壊されることを意味する。それは、ガン細胞なら歓迎したいが、正常の細胞ではご免こうむりたい。

過酸化脂質は、細胞膜にも生じ、細胞内にも生じるが、食品中に含まれたものが血液に吸収され、組織の細胞に、あるいは白血球に接触する場合がある。腸内の過酸化脂質が腸壁から吸収される形としては、そのままの場合もあり、さらに酸化を受けた二次酸化物の場合もあり、分解を受けた分解物の場合もあるが、ここではそれらを一括して過酸化脂質と呼ぶことにする。

湿疹という症状は、皮膚にしばしば起こる。これは、皮膚表面に生じた炎症である。
多くの場合、これは消炎ホルモンとも呼ばれるコーチゾンを薬剤化した「ステロイド」の塗布によって治る。

副腎皮質ホルモンであるコーチゾンの作用は、リゾゾーム膜の強化である。すなわち、ステロイドを与えられた細胞のリゾゾームは、パンクの条件があっても破れることなく、リゾゾーム酵素の放出を抑え込むのだ。これと同様な効果はアスピリン（アセチルサリチル酸）にもあるが、ステロイドの作用は特に強力だといわれる。そして、広く恐れられているステロイドの副作用の一つは、リゾゾーム膜の過剰強化の結果だ。

過剰強化されたリゾゾームの膜は、液胞との融合を不可能にするのではあるまいか。アスピリンの副作用が問題にならないのは、膜を強化しても、液胞との融合を阻害しはしない、ということかもしれない、と私は考える。

いずれにせよ、湿疹に対してコーチゾンが効果を上げるという事実は、この症状がリゾゾームの破裂に関係あることを示唆している。皮膚に分布する毛細血管の壁の細胞のリゾゾーム膜にパンクが起きて、その細胞が崩壊した結果、血管が拡張し、透過性が亢進して、血液ないしリンパの周囲の組織への滲出が起きる現象を、湿疹の実体として理解して間違いあるまい。

湿疹にはビタミンEの塗布が良い。「蕁麻疹」にもこれは有効である。

リゾゾームとミクロゾーム

体内に異物が侵入した時、それに接した細胞は自衛のために立ち上がる必要があり、その手段としてリゾゾームが存在することになる。

リゾゾームの膜は生体膜に違いないが、前述したように、細胞膜や他の細胞内小器官のそれとは違って、リポイド層がダブルになっていない。そのために、これは特別不安定であって、不飽和脂肪酸の自動酸化によって破れるだけではなく、酸素が欠乏しても破れ、農薬でも破れ、食品添加物や薬品でも破れる。そういう雑多な要因に脅かされているリゾゾーム膜の保護安定化は、健康管理上の重要な課題といわざるを得ない。

リゾゾームに収まっている酵素はいわゆる加水分解酵素であって、液胞内の異物に対して加水分解反応を行うものである。反応が進行するに従って、液胞内の水は分解物と結合する形となって溶液を作り、分解できなかった部分は濃縮され固形の「残余構造体」となる。

リゾゾームはゴルジ体で作られるものであるが、液胞が存在しない時にも作られ、細胞内を遊泳しているものがある。リゾゾーム膜が生体膜構造を持つことから推察される通り、条件によっては、液胞がない時にも、リゾゾーム酵素の放出はあるはずだ。メチル水銀のような有機水銀、ＰＣＢのような有機塩素剤などは、細胞膜に接した時、液胞を作らせずに、直ちにそこを通過するであろう。そのような異物に対して、リゾゾームは、適切な酵素を放出し、これに攻撃を掛けることも考えられる。果たしてそれが有効であるかどうかは別問題であるが。

無論、異物に対する細胞側の対応手段は他にもある。それは「小胞体」という名の細胞内小器官である。これには、「滑面小胞体」と、「粗面小胞体」と、2種のものがある。

リゾゾームの数が、状況によって増減するのと同様、ミクロゾームの数も、状況によって増減する。これの数が多く、形が完全な時、薬物代謝酵素系の活性は高い。薬物代謝とは、異物、毒物を始めとして、ホルモンに至るまでの化学物質を、酵素によって不活化する反応を指している。リゾゾーム酵素の対象にならない物質は、ミクロゾームのご厄介になる仕組み、といって良いだろう。そういうわけで、細胞の自衛手段は二段構えになっている。

小胞体は生体膜に包まれた器官であるが、形は一定せず、袋状、管状、腔状などを呈している。肝臓はよく、解毒の中心的役割を負うとされるが、この薬物代謝機能は主として小胞体によるものである。

ミクロゾームは、ラジカルの攻撃を受けるとめちゃめちゃに壊れ、酵素活性を失う。また、薬物代謝の進行につれて、急速にそのビタミンEを失って、しぼんでゆく。ビタミンEの存在は、ラジカルを捉えて不活化させる点のみではなく、小胞体の形、従って機能の維持を図る点で、不可欠の要素となっている。結局、このビタミンは、ウイルスを初めとし、有害無益の分子やコロイド粒子のあるものに対するリゾゾームによる攻撃を助ける。また、細胞膜をすり抜けて侵入する有害無益の異物に対して、小胞体やリゾゾーム酵素による攻撃を助ける。

ビタミンAには、リゾゾーム膜の透過性を増大する作用がある。副腎皮質ホルモンによる副作用は、ビタミンAの投与によって軽減するのではあるまいか。

リゾゾーム膜に対するアスピリンの作用についてもすでに述べたところであるが、その副作用の防止にも、ビタミンA・Eの投与が有効であろう。

図⑮　滑面小胞体

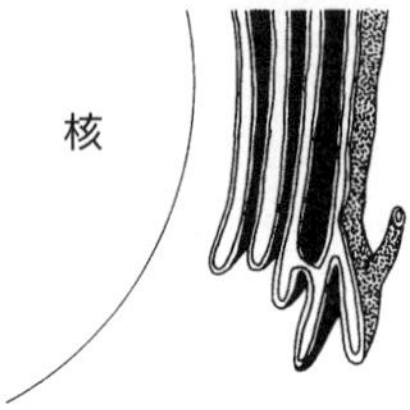

関節痛

老化は膝から始まるとはよく言われる言葉である。活性酸素の害については、すでにご承知のはずだ。また、活性酸素除去酵素ＳＯＤについても同様のはずだ。このＳＯＤの濃度は、関節腔、特に膝の関節腔において特に低い。この状態は加齢と共にひどくなる。そこで、ある年齢になると膝の関節が活性酸素の障害をまともに受けるようになる。それで、膝が痛くなるのだ。

活性酸素による障害とは、リゾゾーム膜を含む生体膜の自動酸化からくる。そして、その産物である過酸化脂質からくる。結局は、関節腔を満たす滑液中の粘質多糖体ヒアルロン酸から水のようなものができ、骨は溶解して変形する。医学的には「変形性関節症」ということになる。

リゾゾーム酵素の大部分が酸性環境でないと働かないことから、乳酸の発生は不利ということが分かる。

リゾゾーム酵素の中に、カテプシンと、酸性フォスファターゼという酵素がある。これらが関節の細胞内に放出され、さらに細胞膜を通って外にまで出てくる。この現象は、関節炎患者の血液を調べて分かったことである。分解酵素が炎症の原因になり、関節炎の患者が痛みを訴えるのは当然だろう。

慢性関節リューマチは別として、ただのリューマチは溶血性連鎖球菌（溶連菌）によって起こる。溶連菌の毒素は、生体膜の透過性を亢進させ、関節部の細胞のリゾーム膜から本来ならば出てくる因縁がないのに、カテプシンや酸性フォスファターゼなどの酵素が出てくる。リューマチ患者の関節炎は、これらの酵素が起こしたものである。

酵素カテプシンはタンパク質を分解するのが役目である。これは、骨のタンパク質を溶解するだろう。一方、酵素酸性フォスファターゼはリン酸塩を分解し、骨の成分であるリン酸カルシウムを、これは溶解するだろう。結局、関節リューマチ患者の関節は、次第に溶けていく破目になる。

光化学スモッグ障害

1971年の夏、東京都杉並区にある立正女子高校を狙いうちしたのが、我が国における光化学スモッグ被害の第一号である。その2年後に、東京都練馬区の石神井中学校にさらに大きな被害が勃発するに及んで、光化学スモッグの名で呼ばれる大気汚染が、にわかにクローズアップされるようになった。

それ以来、日照の強い季節の風のない日中には、あちこちで、光化学スモッグ注意報、あるいは警報が発令されるようになり、この新型公害は大都市で日常化するに至った。

光化学スモッグに襲われた人には、頭痛、目のチカチカ、咳、呼吸困難などから意識不明に至るまでの多様な大小の症状が現れる。それは、一過性のもののように見えるが、後遺症もばかにできない。私の親しい石神井南中生徒N嬢は、肝臓肥大を起こし、微熱が去らない。数ヵ月後の光化学スモッグも何もないある日、彼女は突然に全身硬直を起こして卒倒した。

光化学スモッグ事件後1年近く経った時点で、肺機能検査を、石神井南中および付近の大泉中の全校生徒を対象に医師会が実施した。その結果によると、前者では47パーセント、後者では51パーセントの生徒が、異常な機能低下を示していた。光化学スモッグにより、少なくとも肺が障害を受けることは、これで実証された形である。

光化学スモッグを化学的に見る時、その実体はオキシダント（過酸化物）である。そして、その90パーセント以上を占める物質がオゾンである。

オゾンといえば、昔は避暑地などのメリットとして評価されていたが、これは間違いであった。オゾンは紫外線によって空気中の酸素が変身したものであるところから、オゾンの多いことは紫外線の強いことを意味し、強い日光を意味する。高原や海岸など、空気の澄んだ土地では紫外線が強いので、そこの空気はオゾンに富む。その空気の条件を評価したことになる。オゾンを、空気のきれいさの尺度としたといって良い。そして、本当のことを言えば、一部の紫外線もオゾンも健康には害があるのである。

オゾンが健康に悪いのは、それが主として肺に良くないことを指している。

呼吸によって肺に入ると、オゾンは肺胞粘膜のリン脂質に結合し、その分解と共に一重項酸素を発生する。これは強力な活性酸素である。

ちなみに肺胞のリン脂質は不飽和脂肪酸を含まない。過酸化脂質ができては大変だからであろう。

肺胞のガス交換

肺の構造を見ると、肺胞という極めて小さな袋の集合体になっている。その袋は、気管から枝分かれした気管支の先端に、ブドウの実のように房になって付いている。中は中空だから、ブドウの茎も実もすべて皮ばかりになったようなものを想像したら、肺の構造のイメージはできあがる。その皮ばかりのブドウの房の中に、空気が出入りするのだ。無論、この呼吸運動に応じて、一つ一つのブドウの実は、膨らんだり縮んだりを繰り返す。

ブドウの実、すなわち肺胞の内壁は、吸気から酸素を受け取り、代わりに二酸化炭素を放出する役目を持っている。肺胞内壁は分泌物で濡れており、上述の「ガス交換」は、この粘液によって営まれる。この粘液の分泌は、肺胞細胞の負う役割の一つである。

肺胞の壁には、力学的な特性も要求される。それは、その表面張力の大きさである。これが大き過ぎれば肺胞の縮む力が大きくなり過ぎて、膨らんでくれない。それが小さ過ぎれば、肺胞の縮む力が小さ過ぎて、膨らんだままになる。肺胞という名の袋は、呼吸運動に応じて、その容積を弾力的に変化させる能力を持っていなければならない。膜の表面張力の大きさが適当な値を保たないと、これができないのである。こうなっては、肺胞のガス交換の機能は失われる。肺胞の膜のリン脂質は不飽和脂肪酸を含んでいないが、それは自動酸化を防ぐのにも、適当な表面張力を発揮するのにも適している。

光化学スモッグのオゾンが肺胞に入ると、一重項酸素が発生するが、肺胞の内面を覆う膜はびくともしない。しかし、細胞内小器官にある不飽和脂肪酸が自動酸化を起こすので、肺機能は障害されることになる。

この時肺胞は、膨らませ過ぎたゴム風船のように、膨らんだままになってしまう。この時、隣り合う肺胞が強く相接し、両方の膜が破れるために、いくつかの肺胞が合体して一つになる形ができる。これはいわゆる「肺気腫」の状態に相当する。

こうなっては、仮に膜の機能が維持されたとしても、空気との接触面積が狭くなる関係上、ガス交換の機能は低下せざるを得ない。この状態がにわかに改善できるものでないために、後遺症として、肺機能低下が広範に見られるのである。ここでもビタミンEの登場する場面があると考えて良い。

オゾンとビタミンE

オゾンについての動物実験は各国で行われ、多くの貴重な報告となっている。最初にこの問題に取り組んだのはアメリカであった。それは、10ｐｐｍのオゾンを含む空気中でラットを飼育する実験であった。ビタミンE欠乏食を与えられた84匹は、6〜7時間後には全部死亡したのに、通常食を与えられた8匹は、その後まで生きていた。

このような実験の過程で、ビタミンEの血中濃度を調べてみると、それが大幅に減少していることが分かる。一重項酸素を除去するために、大量のビタミンEが消費されることを、この結果は物語っている。

東京都がオキシダント緊急報を発令する時の基準値は0・5ｐｐｍである。東京スモッグ対策プロジェクトチームは、モルモットとウサギとを、0・5ｐｐｍのオゾンを含む空気の中に置いた時、肺の弾力性の低下や呼吸障害の起こることを確認している。

アメリカでは、ビタミンEの一日必要量を30ミリグラムと定めているが、我々日本人が食物から摂るビタミンEの一日量は5〜6ミリグラムにすぎない。これでは、日本人の方が光化学スモッグに弱いことにならざるを得ないだろう。

我が国の光化学スモッグによる被害は、中学生、高校生に集中的に現れている。この事実は、ビタミンEの血中濃度の年齢別の値と関係が深い。というのは、この濃度は、思春期に低いという、一般的な傾向があるからだ。

ビタミンEの血中濃度が更年期にも低くなることを、女性は心得ておくべきであろう。

日大医学部の内山照雄講師は、ラットにオゾンを吸わせる実験をして、ビタミンEの他にビタミンB_2も、肺胞の障害を予防することを発見している。また、これらのビタミンが、オゾン中毒の治療にも有効であることが立証されている。一重項酸素の除去には、ビタミンB_2も有効であることがこれで分かる。

ストレスの三段階

精神や肉体は常に負荷を与えられている。この負荷が一定の値を超えた時、これを「ストレッサー」という。ストレッサーはホメオスタシス、すなわち生体の恒常性を乱して、いろいろな異常を引き起こす。これを「ストレス」という。

現代医学の開祖クロード＝ベルナールは、病気と病因を一対一に対応させた。セリエのストレス学説は、これを否定するものであって、医学史上の画期的な発見とされている。セリエによれば、一つのストレッサーは、さまざまな病気につながるのであって、生体の防衛手段がこれに対抗できなかったら、死に導く。

ストレスは、生体の防衛が表面化したものであって、現象面から三つの段階を示す。これを、「警告期」、「抵抗期」、「消耗期」とする。

抵抗期はまさにストレッサーに素手で立ち向かう時期で、被害をもろに受け、そこでは体温・血圧・血糖値などの低下があり、白血球数の減少や体液の酸性化などがある。副腎皮質はこれにフィードバックして、コーチゾンに代表される一連のステロイドホルモンを作って、これに抵抗する。これが抵抗期であって、ステロイドホルモンの量が十分であれば、警告期に表れた異常はすべて回復に向かい、うまくいけばめでたしめでたし、ということになる。

ストレッサーが強くかつ持続すると、副腎皮質の負荷は大きくなる。そのために副腎の肥大が起きるが、それでもなお、ステロイドホルモンの量が不十分、というケースは珍しくない。そうなれば、生体は敗北である。そこから消耗期が始まる。

消耗期の異変の主なものは、副腎の肥大の他、リンパ系器官の萎縮、消化器の潰瘍、血液諸因子の異常などであるが、ここには必ず「自律神経失調」がついてくる。ステロイドホルモンには、タンパク質をブドウ糖に変える働きがあるために、骨や筋肉などがタンパク質を失って痩せてくる。

コーチゾン生成の条件

多くの難病に、ステロイドホルモン剤が投与されている事実を知らない人はいないだろう。

ステロイドが効く病気は200種以上あるといわれているが、ストレス学説からこれを見ると、ストレス病はこんなにも多い、ということになる。そして、それらの難病は、もしも副腎皮質が十分にストレッサーに対応できたなら、発症しないで済んだ、という見方ができて良い。原理的にいえば、ステロイドを投与される病気のすべては、副腎皮質の力不足のツケ、ということになる。

ここで問題にしたいのは、副腎皮質の機能ではなく、そこに補給される栄養物質である。副腎皮質がコーチゾンを作るために必要な栄養物質の完璧な補給があれば、ストレス病のほとんどすべては回避できる、と私は考えるし、それこそが、医者でない私の立場にほかならないのである。

220ページの図⑯を見ると、コーチゾンの前駆物質黄体ホルモンがプレグネノロンから作られる代謝はストレスが強くなるにつれて、黄体ホルモンに対する需要が増大し、従って、ビタミンEの大量が要求されるわけだ。もし、ビタミンEが十分に補給されなければ、コーチゾンが欠乏し、生体はストレスに負けることにならざるを得ない。そこで、ストレスに強くなるために、十分な量のビタミンEが副腎で消費される結果、全身的にビタミンEが不足してくる。そうなれば、活性酸素などのラジカルがのさばって、さまざまな障害を作り出すだろう。また、フィードバック阻害によって、すべての代謝のレベルが低下するだろう。このように考えれば、老化の加速の他、最悪のケースとして発ガンも大いにあり得る。スト

図⑯　コーチゾン合成代謝のマップ

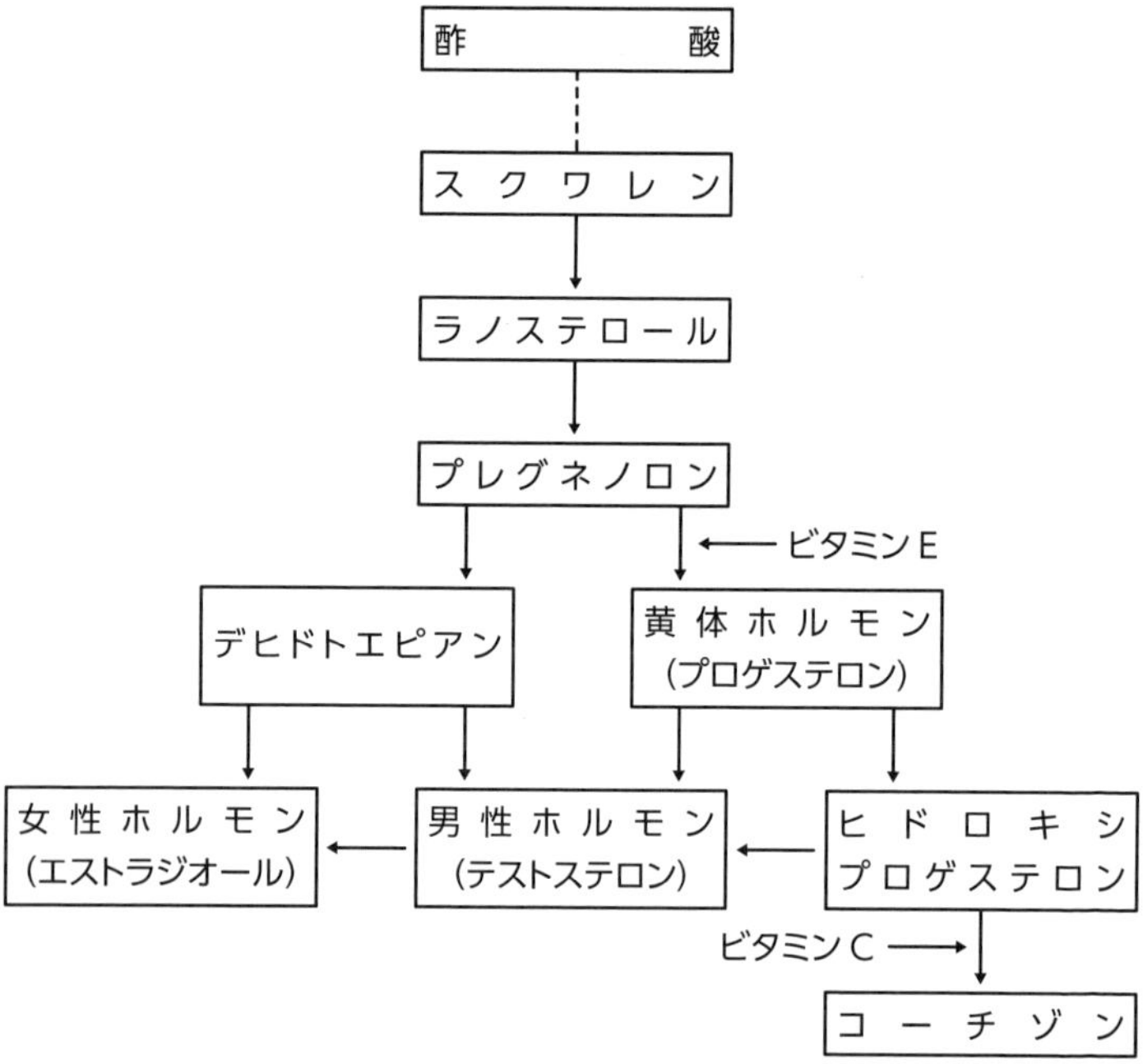

レッサーに対しては、そこまで考えなければ、健康の自主管理などは幻想になってしまう。

ストレス対策ビタミン

一般にストレス病ともなれば、副作用を気にしながら、ステロイド剤のご厄介にならざるを得ない。そうなれば、自分の健康を他人の手に委ねることになる。それは、愉快なことではないだろう。

コーチゾン合成代謝のマップを見ると、前駆物質ヒドロキシプロゲステロンからコーチゾンを作る代謝では、ビタミンCが補酵素となっている。ストレス対策として考慮に入れなければならないビタミンは、Eだけではないのである。ビタミンCが不足しても、ストレスには勝てないのだ。

動物実験から推し量ると、我々、人間が強いストレッサーに見舞われた時、ビタミンCの一日必要量は100グラムに達するという見解を述べた学者もいる。ビタミンCの必要量を一日50ミリグラムとするような考え方は過剰摂取ということになる。ビタミンの必要量は状況によって大きく左右されるのだ。

ビタミンCのこの驚異的な数字から考えると、強いストレッサーがある時のビタミンEの必要量も、びっくりするような数字になるに違いない。この場合、両者は比例関係にあると思われる。
ビタミンEの必要量が、不飽和脂肪酸の摂取量に左右されることは、すでに述べた。ビタミンEの必要量は、その日その日のストレッサーの強さや持続時間によっても、大きく左右されるのである。

汚染物質の薬物代謝

我々の環境には、好ましくないもの、有害なものが氾濫している。大気中には窒素酸化物や亜硫酸ガスや、重金属・農薬などのダストがあり、食卓には添加物や農薬がある。しかもなお、医師に掛かれば薬という問題の物質がある。このようなものが体内に入れば、血液に運ばれて腎臓へいく。

腎臓では血液中の物質を選別するわけだが、その原則はこうである。まず、血液は糸球体のところで濾過され、そこで原尿が作られる。原尿は有用物質を含むので、尿細管のところで再吸収が行われる。そして、カスが尿となる。

尿細管の問題は、脂質を再吸収する点にある。血液中の脂質や脂溶性の物質は、再吸収されて血液に戻されるわけだ。PCB・ドリン剤などの脂溶性毒物は、血液に再吸収されてしまう。

そこで、これら脂溶性の物質を水溶性の物質に変換することはできないか、という問題が起こる。これには、その分子に水酸基（OH基）を付加すれば良い。生体には、脂溶性物質に水酸基を付加して、それを水溶性物質に変える酵素が用意されている。その酵素の名は「チトクロームP450」である。チトクロームP450は鉄を含むタンパク質であるが、これがいかに重要であるかは、それが、昆虫にも、酵母にも、細菌にもある、という現実から想像されて良い。脂溶性物質を水溶性物質に変換することは、腎臓の有無に関わりのないほど価値ある作業なのだ。

チトクロームP450

人間の場合、チトクロームP450が作られる器官は、肝臓のミクロゾーム（小胞体）であって、これを合成する代謝では、ビタミンEとビタミンCとが補酵素としての役割を担う。脂溶性の汚染物質が体内に侵入した時、その量に応じた量のビタミンE、ビタミンCが必要になる、ということだ。

水溶性物質と違って、脂溶性物質の代謝速度は、条件によって大差がある。そこで、これらのビタミンが大量に存在することは、脂溶性毒物の害を最小限に食い止めるための効果的手段となる。

有害な物質、不用な物質などを、体外に排出可能な形のものにしたり、無害化の方向に変質させたりする代謝を「薬物代謝」という。チトクロームP450は、薬物代謝酵素のうちで主要なものなのだ。薬物代謝では、活性酸素スーパーオキサイドが発生する。

チトクロームP450の役割は、薬物代謝だけではない。それは、脂肪酸の酸化、コレステロールの生合成、ステロイドホルモンの生合成、胆汁酸の生合成、発ガン物質の不活化・活性化もある――などにも関与している。これらは総括して「脂質代謝」に属するが、この事実からすれば、ビタミンEは、いろいろの脂質代謝に関わっているといって良い。ビタミンE不足の状態では、多くの脂質代謝が阻害される。

寿命のプログラム

寿命というものが、特別な事故もなく、栄養摂取上の支障もなく、自然死を迎えるまでの時間を指すとすれば、人間の場合、それは概ね決まっている。大雑把に言えば、それは、100歳というところだろう。

このような意味での寿命は、大部分の動物について、ほぼ決まっている。そこで、寿命を定めるプログラムが、それぞれの種に用意されていると見る「プログラム説」が現れた。人間には、約100歳になったら死ぬ、というプログラムが組み込まれているという考え方だ。

すべての生物の生命活動が、DNAにより支配され運営されるということであれば、寿命

表⑪　動物の長寿記録（単位：年）

動物名	年数	動物名	年数	動物名	年数
インドゾウ	57	ダチョウ	50	チョウザメ	152
ウマ	50	ハト	35	ウナギ	50
ナガスクジラ	36	ニワトリ	30	コイ	47
イヌ	34	皇帝ペンギン	26	キンギョ	30
ベンガルザル	29	カナリヤ	24	ニシン	19
ブタ	27	ツバメ	20	タラ	16
ネコ	21	ハコガメ	88	サケ	13
アザラシ	19	アメリカ産ワニ	56	サナダムシ	35
ヤギ	18	アカウミガメ	33	ロブスター	33
ウサギ	13	ヘビトカゲ	32	ザリガニ	30
モルモット	6	ガラガラヘビ	19.5	ホタテガイ	22
マウス	3	マムシ	18.5	カタツムリ	18

ディットマーによる

のプログラムもまた、DNA分子に刻み込まれているということでなければならないだろう。

ヘイフリックの限界

このプログラム説にヒントを与えるのは、ヘイフリックらの実験である。彼らは、人間の胎児の肺の繊維芽細胞を、特別な培養基に植え付けてみた。細胞はどんどん分裂して、シャーレの内面に一層の膜を作ると、増殖を停止する。そこで、シャーレの中から細胞を少し掻き取って、第2の培養基に移す。すると、それがまた分裂を始めて、シャーレの内面に一層の細胞が並ぶと、そこで終わりになる。

このようにして世代を繰り返してゆくうちに、増殖の速度は次第に遅くなり、40~45世代後になると、細胞分裂はついに停止してしまう。これを「ヘイフリックの限界」という。

ヘイフリックの限界が発見されると、我々の生命にピリオドを打つのは、これではないかと考える人が多くなった。神経細胞と筋肉細胞とを除けば、生体の細胞は分裂を繰り返している。分裂は細胞の生命活動の印なのだから、これが頭打ちになった時が寿命の限界を意味する、という考え方だ。

ヘイフリックが扱った細胞は、肺の繊維芽細胞すなわちタンパク質コラーゲンを作る細胞であった。従って、その限界も、この細胞のものである。組織が違えば、ヘイフリックの限界も違うことが分かってきた。それにしても、とにかく細胞分裂の世代数に限界のあることが見つかった。それならば、その限界はプログラムの形でＤＮＡに刻み込まれているのだろうか。もしもそうであるならば、老化のプログラム説に軍配が上がることになるだろう。

ヘイフリックの実験で、細胞をつぶさに観察すると、世代を重ねるにつれて、「奇形細胞」の数が増える。一般に奇形細胞には分裂能力がないから、増殖が頭打ちになるのだ。

では、分裂を繰り返すと奇形細胞が発生するのはなぜだろうか。奇形の出現は、ＤＮＡ分子に異常が起きて、突然変異が現れたことを意味する。そこで、突然変異の原因を探ることが、ヘイフリックの限界の謎を説くことになるわけだ。

パッカーの実験

そこで当然のごとく問題になるのは活性酸素である。シャーレの中の細胞はエネルギー発生に伴って活性酸素スーパーオキサイドを作っているからだ。抗酸化物質が培養基の中になければ、細胞膜の不飽和脂肪酸に自動酸化が起き、過酸化脂質が発生しても不思議はない。その活性酸素、もしくは過酸化脂質が、ＤＮＡ分子を攻撃したと見ることができる。それならば、培養基への抗酸化物質の添加が、ヘイフリックの限界を延長するかもしれない、と考えることができるだろう。

そのような考え方をしたのはパッカーであった。彼は、培養器にビタミンEを添加したのである。その結果は見事であった。抗酸化物質不在の場合、世代から世代への一代の時間がだんだんに長くなる。細胞数の増加速度がスローダウンする。ところが、ビタミンEを添加すると、スローダウンのペースが落ち、世代から世代への一代の時間があまり違わなくなる。

無論ここでは、ビタミンEの量が問題である。１００ｐｐｍの濃度にすると、スローダウンはほとんどなくなる。10ｐｐｍの濃度では、それがやや目立つ。１００ｐｐｍの体内濃度を保つためには、体重50キログラムの人の場合、５００ミリグラムということになる。

実は、パッカーの実験を追試した人は、否定的な結果を得ている。パッカーが実験した時代と、追試した時代と外れているが、その間に、ビタミンEの正体が急速に変貌しているという事実を見逃すわけにはいくまい。

ビタミンEの延命効果

パッカーの実験を信用するならば、ビタミンEには延命効果がある、と考えて良いことになる。表⑪に見る通り、いろいろな動物の寿命が分かっている。寿命の格別に長いのが人間である。ハート、セトローの両氏は、寿命の違う動物を対象に、おもしろい実験をやってみた。寿命の5パーセントを過ぎた動物の皮膚を剥ぎ取って、その繊維芽細胞を紫外線で照射する。その結果、DNA分子に損傷ができるわけだ。彼らは、この損傷の修復能力を測定してみたのである。その結果を見ると、寿命が長いものほど、修復能力が大きいことが分かった。両者の関係をグラフにしてみると、きれいな曲線になったのである。

DNAの修復能力において、人間は飛び抜けて優れているわけだが、もしそれをさらに高める方法があれば、それが寿命を延ばす方法となるだろう。その意味において、ビタミンEのフィードバック作用に期待することは、理にかなっているだろう。

アメリカの老人病研究所のパスウォーターは、ビタミン・ミネラル・含硫アミノ酸の投与によって、活動的な寿命が30年も延びると説く。とりわけ、ビタミンEの効果は大きく、活動的な寿命を5～10年延長する、と言っている。

前述のように、動物の寿命と、DNAの損傷修復能力との間に、密接な関係が見つかっているが、この問題をさかのぼれば、DNAの損傷がクローズアップされる。その損傷の原因の主要なものが活性酸素であるとするなら、ビタミンEの活性酸素除去作用に、寿命を延ばす効果を期待して良いはずだ。タッペルによるラットの実験では、ビタミンEの大量投与によって、50パーセントも寿命が延びたという。

一般的な現象として、大多数の代謝のレベルは、加齢と共に低下する。それは単に、命の炎が小さくなることを意味する場合が多いが、SODとなると、話が違ってくる。この酵素の不足は、スーパーオキサイドの脅威を野放しにする結果になるからだ。ここでもまた、ビタミンEのフィードバック作用に期待がつながる、と私は考える。それは、生体の防衛手段をフルに活用するための条件といえるだろう。

SODを作ることのできないショウジョウバエが極端に短命であることが知られている。

ビタミンE　42のメリット

ビタミンEの効果が広範に見られることを、読者諸君は、本書によって理解されたことであろう。あらためてそれらを列挙して、まとめとしたい。

1 老化が遅れる。
2 ガンになりにくい。
3 脳軟化が遅れる。
4 動脈硬化に良い。
5 糖尿病に良い。
6 心筋梗塞になりにくい。
7 肝臓病に良い。
8 腎機能を正常化する。
9 胃潰瘍や十二指腸潰瘍に良い。
10 筋萎縮症や筋ジストロフィーに良い。
11 血行が改善される。
12 更年期障害に良い。
13 妊娠しやすくなる。
14 習慣性流産に良い。
15 抜け毛が防げる。
16 シミが薄くなる。

17　霜やけにならない。
18　スポーツに強くなる。
19　筋肉の病気になりにくい。
20　痔に良い。
21　静脈瘤に良い。
22　冷え性に良い。
23　関節痛に良い。
24　息切れしにくい。
25　肩こりに良い。
26　頭痛に良い。
27　怪我の治りが早い。
28　火傷に良い。
29　光化学スモッグに強くなる。
30　ホルモンの量が増えバランスが良くなる。
31　ストレスに強くなる。
32　フィードバックがスムーズになる。
33　ホメオスタシスの破綻が救われる。
34　精神疾患になりにくい。
35　寿命が延びる。
36　脂溶性汚染物質に強くなる。
37　頭が冴える。
38　血圧が正常化に向かう。
39　湿疹に良い。
40　蕁麻疹に良い。
41　薬の副作用が抑えられる。
42　歯周病になりにくい。

ここにあげたメリットの実現のためには、天然品か合成品かの選択の問題もあり、量の問題もあり、吸収の問題もある。年齢の問題もある。それを無視してビタミンEの効果について語るのは、性急だろう。

他の栄養素の問題

言うまでもなく、我々の体が必要とする栄養素はビタミンEだけではない。従って、ビタミンEがそのメリットを発揮するためには、他の栄養素の不足があっては駄目、と考えるべきである。他の栄養素が十分にあるのに、ビタミンEだけが不足して、健康レベルが低下している時、十分なビタミンEを与えることができれば、そのメリットが完全に実現する、と考えるのが良い。よくある例は、他の栄養素の不足を抱えた体に大量のビタミンE、特に合成品が投与されると、障害の起きる場合があるようだ。湿疹がその例だ。

ビタミンEの補給によって湿疹が出た人は、無論その原因に気付くのが普通である。そこで、ビタミンEの摂取をやめる。そうすれば、湿疹が治る。するとその人は、ビタミンEが体に合わないと判断する。これが、低い健康レベルに満足する人のメカニズムの一面である。

ビタミンEの積極的な摂取によって何かの障害の起きた場合は、ビタミンEに責任をなすりつける代わりに、他の栄養素の不足による代謝のレパートリーの欠落を思うべきである。それがすなわち、低い健康レベルを高めようとする健康自主管理の心構えにほかならない。

4　メガビタミン主義

生体の回復機構

風邪を引いた時、医者に行く人もあり、行かない人もある。薬を飲む人もあり、飲まない人もある。このような選択によって、経過に違いは生じるだろうが、特別な場合を除けば、結局、風邪は退散する。この治癒が自然に起きたものか、それとも、注射や内服薬によったものか、を判別することは、一般には不可能といって良い。

原則的に見て、生体はすべての異常を回復する方向の防衛機構がある。風邪の症状であった炎症は納まり、体温は元に戻り、原因であったウイルスの増殖がストップするようなメカニズムが、体には備わっているのだ。薬が効いたとすれば、薬にはこの機構を助ける効果があったことになる。

家内が、やたらに風邪を引き、スルピリンの注射で治ったかと思うと、すぐにまたぶり返す、という状態の続いた時期がある。後にこの原因が鉛中毒と判明し、その治療をしてからは、このタイプの風邪とは縁が切れた。要するに、生体の回復機構を鉛が阻害していた、ということだ。

ついでに言うが、この当時、家内の血圧は、上が75、下が50であった。これも、ホメオスタシス、すなわち「恒常性」が鉛によって阻害された、ということにほかならない。鉛を追い出す薬剤の投与によって、この異常は、２週間も経たないうちに回復したのであった。私に現れた中毒症状はこれと異なり、血圧は、上が２３０、下が１３０ほどであった。これも、キレート剤ペニシラミンの投与によってたちまち正常化した。

現在私は、鉛中毒による重症糖尿病に悩まされている。これも、血糖値におけるホメオスタシスの、鉛による破綻以外のものではない。

我々の体に、ホメオスタシスを軸とする回復機構があるとすれば、放っておいても治る病気があって不思議はない。私や家内の異常血圧が、キレート剤によって正常化したのは、この薬の作用で鉛がカルシウムに置換された結果である。血圧調節機構を妨害していた鉛が、除去されたからだ。この障害がなくなれば、血圧のホメオスタシスは回復するのが当然だろう。

自然治癒力

自然治癒という言葉がある。医師の側からも、自分のすることは自然治癒を助けることだ、という正直な見解の出ることがある。要するにこれは、生体の機構への信頼の表明にほかならない。生体の特性であるホメオスタシスの存在は、条件付きとはいえ、異常の回復を約束するメカニズムの存在を示しているわけだ。

具体例としてあげた、家内にとってのスルピリンおよびキレート剤は、自然治癒を可能にするための手段であった。私の糖尿病の場合、毎日インシュリン注射を実行しているが、すでに自然治癒は不可能に陥っている。インシュリン注射は、糖尿病自然治癒の条件作りには役立たないのだ。

ホメオスタシスは生体に備わった機構だが、それはダイナミックなものであるから、エネルギーもいるし、代謝もなければならない。それは口から入る栄養物質によって、100パーセント賄われるはずである。栄養物質が不十分であれば、ホメオスタシスの作動は保証されないだろう。それはすなわち、自然治癒が期待できない場合もあり、回復がスローダウンする場合もあるということだ。

そこで結局、自然治癒力を付けるためには、栄養の補給に万全を期すべし、という結論になる。それが不十分ならば、自然治癒力を当てにするのは無理、と覚悟するが良い。同じ風に吹かれても、小さなロウソクの炎は揺らめいて消えそうになるのに、太いロウソクの炎は、あまり影響を受けることなく、直ちに立ち直るが、これは自然治癒力の大小の違いを、目のあたりに見せてくれる例えになるだろう。

やたらに風邪を引く現象も、異常高血圧、異常低血圧も、我々の場合は鉛中毒によるものであった。もし、鉛がなかったのなら、このような異常な状態はなかったわけだ。

健康維持能力

自然治癒力とは、病気を自然のうちに治す能力を指している。語感からすると、それは病気に罹らない時には存在しない能力のように見える。しかしそれは、病気になった時、そのフィードバックとして現れる能力ではなく、常時存在する能力である、と私は考えている。その能力は、「健康維持能力」と呼ぶのが適当であろう。健康維持能力ならば、病気に罹らない時にもあって当然ということになる。そして、すでに論じた通り、健康維持能力は、栄養物質によった達成されるのである。

健康維持能力の大きい人は、病気に罹っても、すぐに治癒の方向に向かうだろう。いや、異常な事態が発生しない限り、病気にならないはずである。やたらに風邪を引くということは、ウイルスに弱い、ということになり、インターフェロンの不足、ということになるだろう。そこで、インターフェロンを棚に上げたまま、薬でそれを治すとすれば、すぐにまたウイルスにやられるのが当然ではあるまいか。家内の場合、鉛がインターフェロンの合成を阻害していた、と考えれば、説明はつきやすい。

もし、鉛中毒がなく、めったに風邪を引かず、引いてもすぐに治る人は、おそらく十分なインターフェロンを作ることのできる人であろう。そういう人は、自然治癒力が大きく、健康維持能力が大きい。そういう人は、余程のことがなければ風邪を引かずに済む。自然治癒力の大きい人は、風邪を引かずに済むとすれば、自然治癒力という言葉が、おかしく聞こえてくる。そこで、健康維持能力という言葉を、私は出したのだ。

健康維持能力の軸をホメオスタシスに置く時、フィードバックの円滑さが問題になる。ビタミンEにフィードバック促進作用があるとすれば、健康維持能力を高めるためには、ビタミンEを欠くことはできない。無論、下敷きとしての高タンパク食も必要である。健康維持能力を構成する要素は全代謝であろうから、すべての栄養物質を整えるという意味から、すべてのビタミン、すべてのミネラルが視野に入ってくることになる。

結局、自然治癒力、あるいは健康維持能力の条件は、メガビタミン主義ということにならざるを得まい、というのが私の論理である。メガビタミン主義を、病気になってから取り入れれば、自然治癒力を期待することになり、病気にならないうちに取り入れれば、健康維持能力を期待することになる。

自然治癒力への期待は、しばしば後の祭りになる。栄養物質の完全な補給は、後の祭りへの転落を予防することになる。

メガビタミン主義

メガビタミン主義という言葉を、私は努めて使ってきた。これからもそうありたいと思っている。

それはそれとして、メガビタミン主義という言葉が我が国で市民権を得た、と私は思っていない。ただ、その思想が21世紀になれば万人のものになることを、私は信じている。１９８１年6月、私どもはメガビタミン協会（現・三石理論研究所）なるものを設立した。これはこの思想を普及する上の一つの布石になるだろう。

メガビタミン主義という言葉を作ったのはコッヘルであってポーリングではない。これと直接の関係はないが、私もかねてから同種の考え方を持っていた。その意味において、私もメガビタミン主義者の一人のつもりでいる。

ある少壮細胞社会学者が私に、ポーリングのメガビタミン主義に対して批判的な見解を述べたことがある。ポーリングの若い時の業績は買えるが、老境に入ってからの研究はなっちゃいない、というのだ。あたかもポーリングの頭が老化したかのような話である。メガビタミン主義を提唱する私に対しても、この言葉は吐かれたと見て良かろう。ポーリングも私も、共に１９０１年の生まれであるのだから。

ポーリングがメガビタミン主義に傾いた契機が何であったか、私はつい先日まで知らなかった。しかし『現代化学』（東京化学同人発行）１９８０年7月号を見るに及んで、その一端をかいま見ることができた。阪大の千原秀昭教授との対談の中に、それが出ていたのである。

その記載によれば、時は1965年ごろのことである。偶然にもポーリングは、カナダの2人の精神科医が、精神疾患の患者に大量のニコチン酸を投与していることを知った。ニコチン酸はペラグラという病気に対抗するビタミンであって、分類上はビタミンB群に属し、その一日推奨値は20ミリグラムである。カナダの医師は、この約1000倍の17グラムを投与していたのだ。

アスピリンのような比較的副作用の少ない薬でも、一日量の1000倍を服用したら、命が危ないだろう。食塩のような食品でさえも、一日量の1000倍ともなれば、危険だ。ポーリングはこう考えて、ニコチン酸の許容量の幅の大きさに、あらためて目を見張った。

医師アーウィン＝ストーンは、一日3〜5グラムのビタミンCを常用して、風邪を引いたことのないのを誇っていた。この量は推奨値の百倍ほどに当たる。ポーリングは多分、この事実も知っていた。そこで、一日摂取量の許容範囲の大きいことが、ビタミンに共通な特性だ、と気付いた。

ポーリングが「分子矯正医学」を提唱し、本来体内にあって生理活性を現す物質を利用して最高の健康を得ようという思想を2編の論文にまとめたのが1968年である。

ここでは、ニコチン酸が精神疾患になぜ有効か、は問われていない。

前記『現代化学』に記されていることであるが、ポーリングの場合は経験的である。これに対して私の場合は理論的である、といって良かろう。同じメガビタミン主義であっても、ポーリングと私とでは出発点までが違っている。私のメガビタミン主義は、すべてのビタミンの大量投与が、すべての人の健康にとって不可欠であるとの主張であり、ポーリングのメガビタミン主義は、ビタミンの大量投与が許されるものであり、それが健康にとって有利であるとの主張である、といって良かろう。

なお、ポーリングのメガビタミン主義は、ビタミンCに特に光を当てる形になっている。これは、出発点の違いからの相違であって、やがては歩みよるべきもの、と私は考える。

健康に対する医学者の見解

最初に、現在の我が国の代表的医学者の見解を紹介したい。山村雄一阪大学長は、1980年1月、ラジオ短波で作家の小松左京氏と対談して、次のような趣旨の言葉を述べている。

「医学を医療の目的で使う時の限界についての議論がこれから始まるだろう。進んだ医学を徹底的に利用しようというのが、従来の医師の姿勢であったと思う。医学が医療に応用されることは人類の幸福に通じるというのが常識であろうが、80年代はこの二つが次第に乖離してゆく可能性が見える」

ここには、医療技術がその中心原理を見失いつつある、という現実が語られている。

一方、分子生物学界の重鎮として知られる慶大の渡辺格教授は、『クリニシアン』（エーザイ発行）の1980年6月号に、次のように書いている。

「医療は病気で悩むものの苦痛を少しでも和らげるという、マイナスを軽減するための消極的なものであるはずで、健康な人をより健康にするという、プラスにプラスを重ねるという積極的な行為では必ずしもない」

ここには、医療というものの本質が、正直に語られている。

山村教授は、『からだの科学』（日本評論社発行）の1980年7月号に、「健康ということ、病気ということ」と題する論文を寄稿している。その一部を引用しよう。

「元気で毎日を送っている人は、自分は健康であると信じている。しかし多くの人は、その自信が日によってゆれ動いているに違いない。また、自らが健康であると信じていても、思いがけず病気になることはしばしば経験することである。健康はそれほど不安定なものである。

個人の健康は、『完全に』健康な状態を中軸としてふらふらとゆれ動いていると考えて良いだろう。そして、そのゆれがある限度を越える時、病気の状態に入り込む。そのままゆれの角度が増え続け、死に至ることもあるが、多くの場合、ゆれは可逆的に復原し、健康な状態に戻る。

このように、健康と病気との間に明確な一線を画すことは困難なことである」

ここでは、医学や医療を離れて、健康の本質が論じられている。この論文を読んで分かることは、「ホメオスタシス」が中軸に置かれている点である。体温、血圧、血糖値、血中コレステロール値、血中カルシウムイオン濃度など、一定の範囲内に収まるようにコントロールされている要素は非常に多い。ホメオスタシスとは、この恒常性を指す概念である。「健康がゆれ動く」ということでの言葉は、ホメオスタシスの許容範囲内での変動を指すものとして良かろう。ホメオスタシスに関わる各要素が、その許容範囲内にあれば健康とし、それを越えれば病気ということになる。そこで、「健康と病気との間に明確な一線を画すことは困難」という発想にならざるを得ない。それは例えば、血圧が150を超えれば高血圧、それ以下ならば正常というような判定が迫られるような場合を想定すれば、すぐに分かることであろう。

私の健康観

私はかねてから、「健康レベル」の概念を提唱してきた。ホメオスタシスの許容範囲の中心に諸要素の数値があれば、健康レベルは高い、としておこう。山村教授の考え方でも、これは病気から遠い状態である。

渡辺教授の言う通り、医療は健康な人をより健康にするという積極的な行為とはいいがたい。それは例えば、高血圧症すれすれの血圧の人に降圧剤を与えることが、健康な人をより健康にすることにはならない、というほどの意味であろう。

もしここに、高血圧症すれすれの血圧を、生体のホメオスタシス機能を高めることによって、自前で下げる方法があったなら、それは、健康レベルを上げることになる、と私は考える。そしてそれが、現行医療技術の外にあることは、渡辺教授の言う通りである。

ここまでくれば、健康レベルを高めるとは、諸要素のホメオスタシス的コントロール機能を高めることに当たる、という結論が出てこよう。ビタミンEにフィードバックをスムーズにする作用があるとすれば、この面での健康レベルの向上は、ビタミンEに期待して良い、ということになる。無論、低タンパク食ではこの期待が裏切られることを、読者諸君はすでにご承知のことであろう。

代謝のレパートリーとレベル

ホメオスタシス的コントロールは、私の言う健康レベルを決定する要素の一つにすぎない。もう一つは、代謝のレパートリーとレベルとの問題である。生命活動の内容となる代謝の種目数が、仮に5万であったとしよう。この5万種の代謝のすべてが四六時中実現しているわけではないが、それらのどれ一つを取っても、活動のための待機を必要としないものはない。健康レベルが高いとは、代謝の全種目が、必要に応じて実現することのできる体制を指している。

手足を動かすのにも、物を考えるのにも、食物を消化するのにも、メラニンを合成するのにも、ホルモンを作るのにも、コレステロールを合成するのにも、代謝がある。代謝は酵素の触媒作用によって営まれるのだから、タンパク質とビタミン・ミネラルとを要求する。その要求に応えない体では、代謝の種目が欠落する恐れがある。そういう事態があれば、健康レベルは低い、と私は考える。

代謝のレパートリーという言葉は、代謝の種目数を指している。代謝の種目数が不足した状態は、健康レベルを低く抑えることになるのである。

健康レベルを高く保つのには、代謝のレパートリーが十分であれば良いかというと、そうではない。一つ一つの代謝が微弱であっては、健康レベルが高いはずがないのである。代謝のレベルを健康レベル決定の条件の一つとしたのは、その意味である。それぞれの代謝が強力に遂行されて初めて、高い健康レベルが達成されると考える。

一つの例を取ろう。毛髪のタンパク質はケラチンである。そして、それに色を与える色素はメラニンである。毛嚢では、ケラチンを作る代謝も、メラニンを作る代謝もあるはずだ。前者の代謝のレベルが低ければ、毛は細くなる。そのレベルが次第に低下すれば、毛はだんだんに細くなり、ついには消えてしまうだろう。

この二つの代謝のレベルが、並行して低下するなら、毛は黒いままに推移することになる。

しかし、メラニン合成代謝のレベルの低下が先行すれば、白髪が表れることになる。
この例で分かる通り、代謝のレパートリーやレベルは加齢と共に縮小し低下する。

健康レベルの高い人、低い人

頭痛持ちでいつも気分の優れない人がいたとしよう。この人に対して、医者は何かの病名を告げるかもしれない。これを健康人だとは、誰も言わないだろう。このような人を病人扱いする代わりに、健康レベルの低い人と呼んだらどうか、というのが私の意見である。もしこの人が、ある日、少し気分が良かったとする。その時、その人の健康レベルはいくらか高まったのだ、と私は考える。気分が良ければ、多少なりともその人は活動的になるはずだ。そうすれば、その時その人の生命の炎は大きく燃え盛ったのだ。

結局、私は、病気のあるなしとは無関係に、すべての人の体の状態を健康レベルで表現してみたいのである。病人とは、健康レベルの低い人の別名なのだ。医療は健康レベルを回復する手段、ということになるだろう。

こう考える時我々は、健康レベルの向上を願う動物であることを認めざるを得ない。それはつまり、生命のロウソクが細くなってゆくことを傍観したくない、という心境を指す。

そのような願いがかなえられるとすれば、それは生命のロウソクを太くすることでしかない、というのが私の考え方である。それはすなわち、代謝のレパートリーやレベルの縮小・低下の逆過程ということになる。そしてその鍵が、高タンパク食と高ビタミン食とにあることは、もはや疑問の余地のないことであろう。

すでに紹介したように、山村教授はホメオスタシスの正常な発現を健康の条件としているが、血気盛んな若者の場合、原則としてホメオスタシスは正常である。ロウソクが太ければ、すなわち、代謝の十分に広いレパートリー、十分に高いレベルは、ホメオスタシスの破綻を回避する条件なのだ。健康レベルについて語る時、代謝のレパートリーやレベルに注目すれば、ホメオスタシスに特に注目しないでも良いのではないか、と私は考える。

高齢者の中には、よく、若い者には負けないなどといって、胸を張る人がいる。しかし多くの場合、瞬発力も巧緻性も若い人にはかなわない。記憶力も若い人にはかなわない。加齢と共にロウソクは細くなってゆくのである。

私自身について語るのは気の引ける思いのすることであるが、1年に数冊の本を著し、数十回の講演をする。また、夏になれば海へ泳ぎに行き、冬になればスキーに行く。それでいて、鉛中毒による重症糖尿病なのである。それだけのハンディキャップを負いながらも、私のロウソクは同年輩の多くの友人よりも太いようだ。その秘訣が、高タンパク食・高ビタミン食にあることは断言できる。

生命のロウソクについて語る中で、私はその長さの点に触れなかった。生命の炎のロウソクの形は先細りと決まってはいるが、そのテーパー（傾斜の角）には大小がある。ロウソクの太さが同じならば、テーパーの小さいものが長持ちするであろう。これはすなわち、寿命が長いことを意味する。余命が長いことを意味するわけだ。

そこにおいて、命のロウソクはどうすれば太くなるか、そのテーパーはどうすれば小さくなるか、が問題になる。

すでに述べたように、ビタミンE、ビタミンC、ビタミンB群、含硫アミノ酸、および数種のミネラルの投与によって、活動的な寿命が30年も延びるという。この事実は、命のロウソクを太く、そのテーパーを小さくする方法は何か、という問題の答えになっているではないか。

ビタミン・ミネラル・含硫アミノ酸などは、代謝のレパートリーの縮小、レベルの低下などを防ぐ有効手段と見ることができる。そこで、これらの投与がロウソクのテーパーを小さくし、その長さを長くするための必要条件であることを知るのである。

言うまでもないことだが、ここではビタミン・ミネラルの積極的な投与、つまり大量投与が行われている。なお、含硫アミノ酸の投与は、我々の摂るタンパク質がとかく含硫アミノ酸に乏しいことから、それを補給したということである。プロテインスコアの十分に高いタンパク質を摂取すれば、特に含硫アミノ酸の投与を考える必要はない。

栄養と健康との関係

本書を、科学の線で貫きたい、と私は思った。栄養と健康との関係について、科学の線で語りたい、と私は思った。

科学といえば、小学校の理科以来なじみの学問であるはずだ。そこでは例えば、春になると野山に花が咲く、というような自然現象が扱われる。季節と植物の生活との関係が語られるわけだ。そしてそこには、気温の上昇期になぜ花が咲くか、という関係の問題がかくれている。

科学とは、そういう性格のものなのだ。それは、事物現象の間の関係を捉えて追究し、自然の法則を明らかにする学問である。栄養と生体との関係、栄養と健康との関係は、まさに科学の対象となるところのものだ。人生を豊かにするために、我々は、これらの関係を、ゆるぎない自然の法則として捉え、追究しなければならない。

健康のためには玄米食に限ると説く人がいる。このような場合、玄米に含まれるすべての化学物質に着目すると同時に、人体を構成する諸々の化学物質ないし細胞に着目し、両者の間にいかなる関係があるかを発見し、なぜそうなるのかという理論を明らかにする方法がある一方、その種の物質一切に目をつぶり、玄米はいいからいいんだ、という心情一本やりの方法がある。無論、両者まぜこぜの方法もある。

私はこの第一の方法を尊重したいのだ。

分子レベルのブラックボックス

あらためて論じるまでもなく、我々の口に入るものすべては物質である。そしてまた、人体は物質でできている。

一方、物質の基本が分子であることを、読者諸君はよくご存じのはずだ。「栄養と生体との関係は物質の分子の問題、特にＤＮＡの問題」として取り扱うことができて良い。そこまで到達した時、健康法といわれるものが、科学として確立されたといえるようになる。私はそのような道、すなわち分子生物学の道を戻りたい。

人あるいは、人間を物質、物質というのはけしからんというかもしれない。感情もあり精神もあるではないか、というだろう。それはむしろ当然なことではあるが、感情も精神も物質過程に還元できることは、セリエのストレス学説以来、明らかになりつつある。人体に起こるすべての現象は、物理現象として統一的に捉えることができるのだ。ただそれが、さまざまな難問を抱えているためにすっきりしないだけの話だ。

人体はブラックボックスである

ブラックボックスとは、機能は分かっていても、内部機構が見当のつかない装置のことで、人体はまさにこの類の装置なのだ。

我々は、人体ブラックボックスの口に、勝手なものを投入しておきながら、それで良いと決め込んでいる。何を食べても、頭も一人前に回転し、手足も一人前に働くものと、たかをくくっている。もしどこかが調子が狂ったとなると、自然食だ、玄米だ、紅茶キノコだと、理屈抜きで騒ぎ出す。人間の体はどうせブラックボックスなのだから、真相は分かりっこないと諦めているのだろう。自動販売機が機能を発揮するのは、所定のコインを入れた場合に限るのだ。

生体ブラックボックスの謎を解く鍵は、ワトソン、クリックによって見出されている。私はその分子生物学の線でものを考えたいと思ってきただけである。

医師は絶対者か

かつて私は、健康関係についての第一作『人間への挑戦』(絶版)の中で、医師が絶対者になっていることを論じた。もしも医師が、病気に対する医療技術において、絶対的な力を持つというならば、医師が絶対者であることを誇示しても我々はそれに異議を差し挟まない。しかし、もしそれが生殺与奪《せいせつよだつ》の権を持つが故であったなら、これは絶対君主の立場になる。これでは一般市民は、うわべでのみ医師を絶対者として、裏では怨嗟の声を放ちかねない。

一方、行政的に医師を絶対者に仕立てる措置がある。それは、薬機法の問題であり、要指示薬の問題だ。我々は、薬局でいわゆる売薬を手に入れることができる。この売薬は、10人について1人以下にしか効果を現してはならないことになっている。

二重盲検法によって、有効率10パーセント未満の薬でなければ、一般消費者には買えない定めなのだ。有効率10パーセントを超える薬は要指示薬であって、医師の指示がなければ、我々はそれを買うことができない。簡単に言ってしまえば、素人が買ってくる薬は、医者の薬より効かないことが約束されていたのである。

この事情は、一般市民が素人判断や薬局の勧めで買ってくる薬が、ほとんど効かない、ということにほかならない。これは、医師を絶対者に祭り上げるための具体的措置の一つになるだろう。

要指示薬なるものが、副作用対策である、というのなら話は分かる。医師ともなれば、我々一般市民よりも、副作用についての認識があるだろうから、そこで副作用に対する配慮のゲタを医師に預ける、という発想があって良いのかもしれない。

だがこれは、多くの場合、大胆な仮定となるのではあるまいか。クロロキンも、サリドマイドも、キノホルムも、医師の指示によって投与されたものではなかったか。

今日、コエンザイムQ10やビタミンB_{12}が、要指示薬になっている。これらはビタミンであって、過剰による副作用はない。それが要指示薬になっているという事実は、一般市民を有効な薬―ビタミンは栄養物質であって薬ではないのだが―から遠ざけるという、国民に敵対する行為である、と見られても、行政側が反論の理由を見出すことはできまい。

そこで、素人が不幸にして病気に罹ったら、不幸の上塗りと知りつつ、医師の門を叩くことになる。この場面にくれば、医療技術において、医師が必ずしも万能の絶対者でないという現実にぶつかる。

こういう事情で、病気になった人が、医者に掛かりたくないと思う場合が出てきて当然だろう。ところが、その人が薬局へ行って買った薬は、効き目を現さない確率が90パーセント以上、というのだから素人への愚弄もいいところだ。

そこで、クロレラだ、ローヤルゼリーだ、という話が、1本の藁《わら》になってくる。そうかといって、このような健康食品にどのような貴重な栄養物質が含まれていようと、その絶対量が多かろうはずはない。これを単品で摂って病気が治るのを期待することは、木によって魚を求める類の幻想に近い。

そこで、科学的思考のできる人は、広く健康管理の原則を見渡したくなる。その時視野に入るものは、トータルな栄養物質でなければなるまい。我々の体は、隅から隅まで、摂取した栄養物質の変形以外のものではないからである。体調の問題も、健康の問題も、そして病気の問題も、食物と切り離して考えるのは不合理である。

私は、ライナス＝ポーリングにならって、メガビタミン主義を唱えてきた。私の場合には、それが当然の帰結だったのである。私の言うメガビタミン主義は、どれか一つのビタミンを大量に摂ることを意味しない。高タンパク食を土台として、各種ビタミンを大量に摂ることを原則とする主義である。私のビタミンEに対する態度は、この主義から出ている。

私のメガビタミン主義は、絵に書いた餅ではない。実践によって初めて意義を持ってくる。そこで私は、タンパク食品やビタミンやミネラルを、望む量だけ手に入れる必要に迫られる。すると、さまざまなネックにぶつかり、それを切り抜けざるを得なくなる。そこで挫折するようなことがあっては、メガビタミン主義は、私の最も軽蔑する「机上の空論」になってしまう。

ビタミンCの大量摂取は比較的たやすい。それが、食品添加物として扱われているからだ。ただし、その濃度は10パーセント以下でなければならない。9グラムの砂糖に1グラムのビタミンCを添加することが、法的に許されているということだ。それは、砂糖でなくて小麦粉でも良い。そのようなものを作ることは、法律違反にはならない。5グラムの砂糖に1グラムのビタミンCをまぜたものは、取り締まりの対象となる。

このような規制の中でのビタミンCの大量摂取は、不可能ではない。だがそれは、少なくとも私にとっては不愉快である。

このような締め付けの下でメガビタミン主義を貫徹することは、容易な技ではない。メガビタミン主義こそが、健康への道だと信じている人たちにとって、この現状は、健康への道を閉ざされたことにほかならない。医者に掛かっても駄目、売薬を買ってきても駄目という悩める人にとっての、理論上ただ一つの光明であるべきメガビタミン主義が、日陰の存在として、片隅に追いやられている、ということだ。

日本の先輩国アメリカでは、執拗な市民運動の展開によって、ビタミンもミネラルも薬事法から外されてしまった。従ってアメリカには、ここに記したような嘆きはすでにない。これはまさに、歴史の流れを示す事実である。

日本の医療はアメリカに10年以上の遅れを取ったといわれていることからして、我々も、後十年ほどしたら、この頑ななしがらみを抜け出すことができよう。そのためには、アメリカ同様に市民運動がなければなるまい。

一般に、市民運動というものは、市民の意識によって支えられ推進される性質のものだ。その意識の底には正しい認識がなければならず、十分な知識がなければならない。

本書は、ビタミンEについて、そのための情報を提供するものになって欲しい、と著者である私は思っている。

き

く

け

こ

索引

三石 巌　MITSUISHI Iwao

1901年－1997年。東京生まれ。東京帝国大学（現東京大学）理学部物理学科および同工学部電気工学科大学院卒業。日本大学、慶應義塾大学、武蔵大学、津田塾大学、清泉女子大学の教授を歴任。理科の教科書、子どものための科学書から専門書まで、生涯著作は300冊以上にのぼる。科学学術用語の統一にも力を尽くした。60歳の時に分子生物学の研究を開始し、三石理論を確立、分子栄養学による健康自主管理を実践した。株式会社メグビーと三石理論研究所はその活動拠点として自ら設立したものである。創造性と論理に基づく発明家精神を発揮し続け、活性酸素の害は驚くほど早い時期に提唱していた。亡くなる直前まで講演、執筆による啓蒙活動を続け、生涯現役を貫いた。

ビタミンE健康法

若々しい細胞を保つために

健康基本知識シリーズ 3

2018年8月1日　初版第1刷発行
2023年6月1日　初版第5刷発行

著者　**三石 巌**
発行人　**阿部秀一**
発行所　**阿部出版株式会社**
〒153-0051
東京都目黒区上目黒4-30-12
TEL：03-5720-7009（営業）
03-3715-2036（編集）
FAX：03-3719-2331
http://www.abepublishing.co.jp
印刷・製本　**アベイズム株式会社**

ISBN978-4-87242-664-9　C0047